小病自療

家庭常備偏方大全

中醫養生專家 **楊力** 編著

老中醫 **45** 年實證智慧，教你輕鬆應對 **155** 種常見病痛，
藥膳食療、穴位按摩、熱敷保健一本通。

推薦序

《黃帝內經》中有提到，黃帝曾問他的醫學老師岐伯，需要如何才能活到百歲？岐伯說了五個方法，到現在仍是中醫養生的重要準則，分別是「法於陰陽，和於術數，食飲有節，起居有常，不妄作勞。」其中「法於陰陽」就是與天地自然的變化相應，後面三項則是見其文就可知其意，然而「和於術數」是什麼呢？是以適當的養生方法，在合適的時候，調養身體、祛除疾病，這幾點做好了，就能長命百歲。

楊力教授是寫作經驗豐富的學者，可說是著作等身，筆者在就學時即曾拜讀其大作《周易與中醫學》，該書內容豐富，闡述精闢，但一次討論了兩大東方古老哲學，內容過於艱深，一般讀者閱讀略有困難。如今出版這本書《小病自療，家庭常備偏方大全》，從四季養生、小病調解、緊急救護，甚至肥胖瘦身都有，而且銀髮族、小兒、男性女性，以及上班族等各類族群都有照顧到，可說是鉅細靡遺，面面俱到。

最精彩的部分是，中醫的養生方法種類繁多，《黃帝內經》就提到了：砭石、方藥、灸焫、微鍼、導引按蹻等等的治療方法，本書並不像一般養生書籍僅介紹食療而已，而是包含多方面，食療、藥膳、穴位按摩、艾灸、拍打推揉、吞津熱敷等實用養生法。而且內容深入淺出，一讀就懂，放在案頭，可以信手拈來，馬上就找到解方，還附上精美的圖片，讓人愛不釋手，深深感覺到楊教授對現今讀者的寵愛啊！同樣身為中醫師，樂於為之推薦給大家。

吳建東｜國立陽明大學傳統醫藥研究所博士

推薦序

近年來,大家對於健康養生越來越重視,也都同意「食物就是最好的醫藥」,因為大家都不希望過度依賴藥物,而是期待可以透過「飲食和運動」的調整來遠離疾病的風險。所以,身為營養師的我,也常常被問到許多民俗偏方與中醫食療的問題,因為許多人因此得到健康而廣為宣傳,但也許有些人想知道中醫食療是否真有科學根據。說真的,在西方營養學的教育下,營養師並沒有受過中醫與藥膳的訓練,但是不得不說:「用得對,還真的有效。」

有些狀況在西醫與營養學無法解決(或解釋)的時候,常常會說明「這是體質的差異」。然而,中醫的五行理論以及四季養生的智慧,正好就解決了西方醫學的局限。我深信:「每個人有不同的體質,而不同的體質所適合的食物也會有所不同」。同時,許多病徵的發生,其實就是身體營養與代謝的不平衡。因此,了解體質與代謝的平衡是很重要的。

《小病自療,家庭常備偏方大全》是楊力老中醫師 45 年的實證與智慧,對我來說根本就是一本中醫食療與經絡養生的百科全書,針對不同體質、不同病症,對應出不同的食療對策與養生活動(例如:按摩、拍打),並透過食物營養的調理與經絡循環的順暢,幫助我們改善及遠離疾病的風險。這本書不是要你當醫生,而是要懂得觀察自己身體發出來的聲音,並透過日常飲食與作息的調理,讓自己更健康,真心推薦給大家。

張益堯|資深營養師 / 西餐廚師 / 橄欖油品油師

推薦序

　　這是一本適合全家男女老少閱讀的偏方大全，300 多個偏方出自中醫經典醫藥書或民間驗方，涵蓋食療、藥膳，穴位按摩、艾灸、拍打推揉、熱敷等。

　　《小病自療，家庭常備偏方大全》所用食材與藥材方便取得、穴位按摩容易操作，可以適當減輕小病的痛苦。

吳明珠｜中華經絡美容醫學會名譽理事長

　　「治病找醫生，健康靠自己。」中醫是生活化的醫學，在身體未發病之前，透過簡單的穴按、食療調養，激發身體的自癒力，疾病自然消失於無形，這是一本值得每個人收藏的生活寶典。

呂桓毅｜喜悅中醫診所中醫師

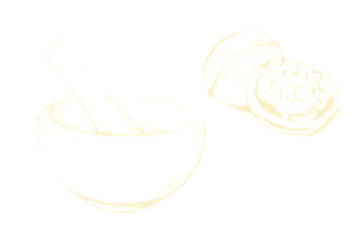

推薦序

本書是針對常見小毛病做介紹，零基礎也能上手。內容包含全家人四季養生調養、兒童小病保健、銀髮族養生、男性健體、女性美顏抗老化、上班族紓壓放鬆等等，應有盡有。接著提供適當的舒緩改善方法。涵蓋經典的實用穴位、應時令的食療，可以信手拈來，安全有效地調理身體，是一本適合全家人的養生寶典。

余雅雯｜上璽中醫診所院長

中醫文化博大精深，中醫療養簡廉速效。本書精選三百多個中醫典籍的內用、外治方，讓您在居家日常，可初步自行解決常見的困擾與不適，快速重拾健康！

孫茂峰｜中華民國聯合中醫醫學會理事長

推薦序

　　這本書從生活常見小問題「如何小病自療」，到家庭四季養生使用的常備藥膳，讓你輕鬆上手變大廚，還有簡單的中醫小撇步是老中醫 45 年實證智慧，教你輕鬆應對 155 種常見病痛。印證讓中醫走進生活、健康相伴你我。

郭大維｜扶原中醫體系總院長

　　中醫講究體質對症，在食療保健的過程中，針對四季與晝夜更替以及個人生活慣性所引起的症狀，此時家中廚房就能成為日常保養最佳場所；只要是跟著季節性有關的症狀，相對來說也會有當令可應用的食材可供對治。

　　透過本書集結來自中醫經典醫藥書籍與民間驗效小偏方，從而認識古人順應節令所累積的養生智慧。

謝無愁｜中醫養生講師／《情緒食療》作者

作者序

小偏方有大功效

　　中醫藥學博大精深，像一棵生長茂盛的大樹，幾千年來，爲大家的健康長壽保護照顧。辨證論治、中藥方劑、針灸推拿……，是中醫學的核心精華，就像大樹的主幹；小偏方就像樹上的枝葉，雖小卻不可缺少，小偏方簡易有效、不良反應小，更適合大衆及家庭日常的保健。

　　本書介紹各種食療、藥膳、穴位按摩、艾灸、拍打推揉、吞津熱敷等實用的小偏方，既可調理全家男女老少的常見疾病，還能應對緊急情況下的不適；不僅可以減輕疾病的疼痛，也能幫助人們健康長壽，所以小偏方具備大功效。

　　這是一本好理解又容易執行的養生保健書，在此獻給廣大讀者，祝福全家人健康平安。

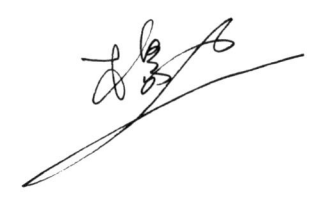

目錄

推薦序 / 2
作者序 / 7
家庭小偏方,照顧全家人的健康 / 20

CHAPTER 1 全家人四季養生帖

【 春季養肝 】
玫瑰檸檬茶美顏補氣 ◇ 伸懶腰活血養肝 / 24

【 春季祛寒 】
陳皮棗蜜飲養血驅寒 ◇ 甜菊龍眼茶排出體內寒氣 / 25

【 春困沒食欲 】
薄荷菊花茶醒神健脾 ◇ 迷迭香薄荷茶緩解疲勞 / 26

【 夏季祛濕熱 】
冬瓜皮湯清熱祛濕效果好 ◇ 金銀茉莉花茶解毒化濕 / 27

【 盛夏消暑 】
常備綠豆湯消暑解渴 ◇ 酸梅湯解暑消肝火 / 28

【 天熱長痱子 】
枇杷葉水洗澡清熱止癢 ◇ 淡鹽水抑菌消炎 / 29

【 秋燥咽喉痛 】
玉竹麥冬羹緩解口鼻乾燥 ◇ 桑菊茶清肺潤喉 / 30

【 秋季潤肺 】
百合雪梨湯潤肺止咳 ◇ 白蘿蔔蓮藕汁清肺利咽 / 31

【 冬季祛寒氣 】
喝碗酸辣湯保暖開胃 ◇ 紫蘇薑糖茶舒筋活血 / 32

【 冬季通暢血管 】
山楂紅棗茶促進血液循環 ◇ 玉米鬚綠茶控血糖降脂 / 33

【 冬季溫腎陽 】
清燉羊肉湯助來年長陽氣 ◇ 香菇煲乳鴿溫補腎陽 / 34

CHAPTER 2 全家人小病解救方

【風寒感冒】
枸杞薑粥散寒益氣 ◇ 蔥薑豆豉飲調理風寒感冒 / 36

【風熱感冒】
薄荷甜粥緩解不適 ◇ 桑葚菊花茶祛風散熱 / 37

【暑濕感冒】
冬瓜鯽魚湯消暑健脾 ◇ 冬瓜薏米鴨湯清熱祛濕 / 38

【流感來襲】
蔥白大蒜飲有效遠離流感 ◇ 荸薺水緩解流感引起的高熱症 / 39

【乾咳無痰】
魚腥草薄荷茶清肺潤燥 ◇ 百合枇杷葉茶清肺理氣 / 40

【肺熱咳嗽】
蘆根雪梨湯清肺止咳 ◇ 白蘿蔔雪梨水調理肺熱咳嗽 / 41

【久咳不癒】
果菊清飲調理慢性咳嗽 ◇ 陳皮橘絡茶改善慢性咳與白痰 / 42

【咽喉腫痛】
含漱金銀花清利咽喉 ◇ 藕汁蛋清生津涼血潤喉 / 43

【寒喘】
紅棗核桃米糊止咳平喘 ◇ 雞丁核桃仁溫肺平喘 / 44

【過敏性氣喘】
蜂蜜蒸柚子有效減輕不適 ◇ 蜂蜜蒸南瓜緩解咳喘 / 45

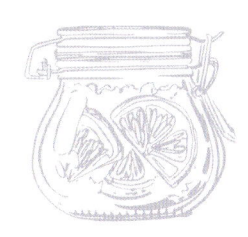

CHAPTER 2 全家人小病解救方

【過敏性鼻炎】
辛夷煲雞蛋緩解鼻塞 ◇ 藥枕減輕鼻炎不適　　　/ 46

【脾胃涼易腹瀉】
來碗糯米糊補脾養胃 ◇ 山藥小米粥益脾胃助消化　/ 47

【消化不良】
小米粥保護胃腸黏膜 ◇ 三紅飲助消化　　　　　/ 48

【食欲不佳】
山楂蜂蜜飲腸活開胃 ◇ 菠菜葡萄汁提升食欲　　/ 49

【經常便祕】
香油蜂蜜茶潤腸通便 ◇ 喝醋促進消化　　　　　/ 50

【慢性胃炎】
薑韭牛奶羹整腸養胃 ◇ 桂花玫瑰茶養胃止痛　　/ 51

【胃潰瘍】
高麗菜湯緩解胃不適 ◇ 番茄沾白糖增進胃腸蠕動　/ 52

【痔瘡便血】
來杯耳芝飲清腸通便 ◇ 無花果蜂蜜飲暖胃止痛　/ 53

【健脾胃調貧血】
紅豆花生湯養心補血 ◇ 豬肝菠菜湯養血補虛　　/ 54

【心血虛失眠】
酸棗仁茶改善失眠和易醒 ◇ 龍眼紅棗粥養心安神　/ 55

【陰虛失眠】
蓮子安神茶清心除煩 ◇ 龍眼米糊減少焦躁　　　/ 56

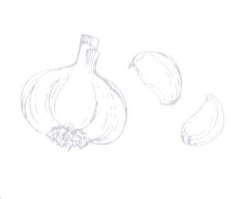

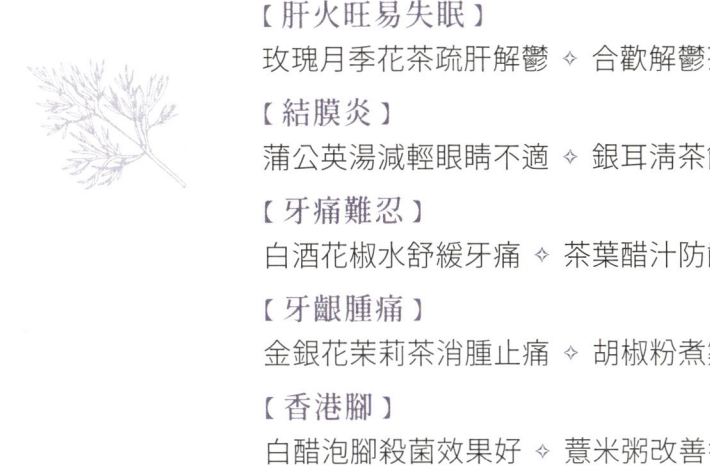

【肝火旺易失眠】
玫瑰月季花茶疏肝解鬱 ◇ 合歡解鬱茶除肝火與煩躁　　/ 57

【結膜炎】
蒲公英湯減輕眼睛不適 ◇ 銀耳清茶飲清熱解毒　　/ 58

【牙痛難忍】
白酒花椒水舒緩牙痛 ◇ 茶葉醋汁防齲固齒止痛　　/ 59

【牙齦腫痛】
金銀花茉莉茶消腫止痛 ◇ 胡椒粉煮雞蛋緩解牙痛　　/ 60

【香港腳】
白醋泡腳殺菌效果好 ◇ 薏米粥改善香港腳　　/ 61

【足跟乾裂】
香蕉甘油外塗滋潤足跟 ◇ 黃豆末凡士林促進皮膚新生　　/ 62

【雞眼】
敷烏梅醋緩解雞眼不適 ◇ 韭菜汁輔治雞眼　　/ 63

【凍瘡】
橘皮生薑汁活血止痛 ◇ 芝麻葉汁潤燥生肌　　/ 64

CHAPTER 3　緊急時刻緩解法

【暈車暈船】
生薑片貼肚臍預防頭暈噁心 ◇ 橘皮理氣和胃止嘔　　/ 66

【水土不服】
蜂蜜水改善外出不適 ◇ 藿香正氣水緩解腹痛腹瀉　　/ 67

【流鼻血】
按摩迎香穴止鼻血 ◇ 鮮藕汁涼血止血　　/ 68

【打嗝止不住】
老刀豆生薑水緩解虛寒打嗝 ◇ 荔枝灰理氣止打嗝　　/ 69

【輕度燙傷】
一碗米醋鎮靜止痛 ◇ 敷葡萄泥緩解燙傷疼痛　　/ 70

【曬傷】
牛奶冷敷清涼修復肌膚 ◇ 西瓜皮舒緩曬傷的皮膚　　/ 71

【腰部扭傷】
冬瓜皮酒活血止痛 ◆ 腰部扭傷按壓俞穴　　　　　　　/ 72

【跌打損傷】
白酒絲瓜末消腫止痛 ◆ 三七蒸雞散瘀止痛　　　　　　/ 73

【中暑】
苦瓜綠豆冰糖飲降溫消暑 ◆ 苦瓜茶消暑止渴　　　　　/ 74

【突然昏倒】
掐按人中穴醒神開竅 ◆ 喝糖水緩解低血糖暈倒　　　　/ 75

【頭痛頭暈】
龍眼殼煮水消除頭部疼痛 ◆ 白蘿蔔冰片汁滴鼻緩解頭痛　/ 76

【腿抽筋】
穴位按壓改善抽筋不適 ◆ 白酒溫熱促進肌肉血液循環　　/ 77

【蚊蟲蜂叮咬】
敷大蒜片殺菌止蟲咬 ◆ 蘆薈葉汁消炎止痛　　　　　　/ 78

CHAPTER 4 肥胖調理瘦身術

【寒濕胖】
陳皮荷葉茶祛濕瘦身 ◆ 紅豆鯉魚湯祛濕減重　　　　　/ 80

【濕熱胖】
三瓜汁降脂消腫 ◆ 按揉內庭穴抑制食欲　　　　　　　/ 81

【痰瘀胖】
綠豆荷葉粥排毒減脂加倍 ◆ 山楂荷葉茶調理濕熱肥胖　　/ 82

【痰熱胖】
陳皮荷菊茶改善口渴上火 ◆ 溫膽湯泡腳祛濕消痰　　　/ 83

【氣虛胖】
黃芪茯苓水減肥補虛 ◆ 芋頭香粥適合脾胃氣虛型肥胖　　/ 84

【氣滯血瘀胖】
山楂檸檬茶消除胖肚子 ◆ 山楂三七茶行氣散瘀　　　　/ 85

【陽虛胖】
腎俞和命門穴促進代謝 ◆ 參芪甘草飲補氣驅寒　　　　/ 86

CHAPTER 5 銀髮族長壽養生經

【大腦老化】
日梳頭三遍健腦聰耳 ◆ 核桃花生牛奶增強記憶力　/ 88

【吞唾液】
吞金津玉液三百口長壽活 ◆ 燕麥薏米紅豆粥養心延緩老化　/ 89

【叩齒】
早晚叩齒老了牙不落 ◆ 溫水刷牙漱口不傷牙齦　/ 90

【揉腹】
每天揉腹一百遍通和氣血 ◆ 小茴香粥健脾開胃　/ 91

【撮谷道】
每天撮谷道99次消疾長壽 ◆ 扭腰清清腸　/ 92

【全身拍打】
經常拍打醒腦充滿活力 ◆ 山藥薏米芡實粥固腎強身　/ 93

【老年斑】
醋泡雞蛋淡化斑點 ◆ 生薑蜂蜜飲淡化老年斑　/ 94

【皮膚瘙癢】
生薑陳皮飲祛風止癢 ◆ 鹽浴散熱止癢　/ 95

【老年健忘】
核桃芝麻蓮子粥加強記憶 ◆ 五仁茶抗衰老　/ 96

【容易骨折】
多吃壯骨的黃豆芽燉排骨 ◆ 黃芪蝦皮湯強健骨骼　/ 97

【腿部酸痛】
花椒熱敷緩解腿部酸痛 ◆ 生薑紅糖茶止痛　/ 98

【高血糖】
糙米茶是天然的利尿劑 ◆ 枸杞麥冬茶改善體虛無力　/ 99

【糖尿病常口渴】
白扁豆西洋參茶緩解口渴 ◆ 羅漢果茶生津潤肺　/ 100

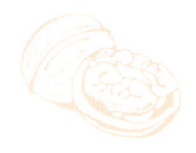

CHAPTER 5 銀髮族長壽養生經

【糖尿病眼疾】
菊花枸杞茶養肝明目 ◇ 地瓜葉燉冬瓜清肝護眼 / 101

【血壓升高】
玉米鬚苦丁茶調控血壓 ◇ 老北京小吊梨湯生津潤燥 / 102

【高血壓頭暈】
喝點山楂茶平穩血壓 ◇ 天麻燉雞改善高血壓 / 103

【血脂異常】
海帶綠豆湯降脂利尿 ◇ 荷葉粥降脂減肥 / 104

【動脈硬化】
軟化血管茶增強血管彈性 ◇ 芹菜蘋果汁預防動脈硬化 / 105

【冠心病】
喝二參湯益氣化瘀 ◇ 瓜蔞薤白湯通陽散結 / 106

【中風後遺症】
揉捏商陽穴緩解不適 ◇ 捏球提升手部力量 / 107

【預防痛風】
老絲瓜茶改善關節紅腫 ◇ 葛根茶預防痛風復發 / 108

【痛風發作】
冷敷下肢與抬高緩解不適 ◇ 外敷藥改善腫痛 / 109

【白內障】
首烏黃豆燴豬肝養血明目 ◇ 杞菊決明子茶改善視物模糊 / 110

【慢性支氣管炎】
西瓜籽飲清肺化痰 ◇ 生薑糖水溫肺散寒 / 111

【風濕症】
木瓜燉松仁舒緩關節疼痛 ◇ 生薑雞舒筋活絡 / 112

【眩暈症】
甘味茯苓湯調理頭暈目眩 ◇ 菊花白米粥疏風清熱 / 113

【老年便祕】
五果仁粥排便效果佳 ◇ 地瓜湯排便順暢 / 114

CHAPTER 6 兒童小病照護帖

【感冒清涕鼻塞】
紫蘇葉生薑水舒緩風寒感冒 ◇ 薰鼻緩解風寒流涕 / 116

【感冒咳黃痰】
川貝冰糖燉梨潤肺化痰 ◇ 泡腳疏通經絡緩解感冒 / 117

【感冒咳白痰】
烤橘子改善感冒止咳 ◇ 蘇葉橘紅飲散寒止咳祛痰 / 118

【兒童百日咳】
桑葉枇杷湯除肺熱燥咳 ◇ 鹹金橘冰糖茶潤肺止咳 / 119

【積食發熱】
焦三仙來健脾促進消化 ◇ 山楂雞內金粥幫助消化 / 120

【退燒】
蘆根粥清熱退燒 ◇ 西瓜番茄汁除煩止渴 / 121

【小兒驚風】
石菖蒲生薑汁預防癲癇發作 ◇ 按壓百會穴鎮驚安神 / 122

【挑食厭食】
捏脊改善脾胃功能 ◇ 小米山藥粥健脾利胃 / 123

【愛尿床】
韭菜籽餅溫腎止尿床 ◇ 核桃蜂蜜調理尿床症 / 124

【夜啼】
小天心和精寧穴健脾安神 ◇ 山藥茯苓湯寧心安神 / 125

【睡覺磨牙】
使君子龍眼丸驅蟲消食 ◇ 南瓜子仁殺蟲健脾 / 126

【夜間盜汗】
浮小麥飲除熱止汗 ◇ 黃芪粥固表止汗 / 127

【流口水】
止涎餅改善寶寶流口水 ◇ 吳茱萸敷湧泉穴調理流涎 / 128

【水痘】
香菜蘿蔔湯透發痘疹 ◇ 野菊銀花湯疏風清熱 / 129

【肺炎】
鮮藕茅根水清熱止咳 ◇ 橄欖蘿蔔粥止咳化痰 / 130

【腹瀉】
山藥扁豆粥緩解脾胃虛弱 ◇ 山楂糖漿減輕腹瀉 / 131

【腸絞痛】
摩臍揉臍促進腸胃蠕動 ◇ 繈褓抱緩解腸絞痛 / 132

【手足口病】
薏米綠豆粥清熱解毒 ◇ 荷葉粥清熱祛濕 / 133

【多動症】
酸棗仁蓮子粥安定心神 ◇ 清心經鎮靜安神 / 134

CHAPTER 7 女性專屬保健方

【膚色暗沉】
四物湯補血美顏名方 ◇ 當歸紅棗茶改善氣色 / 136

【黃褐斑】
桑葉茶淡化蝴蝶斑 ◇ 橘葉檸檬茶理氣淡斑 / 137

【皺紋】
玫瑰紅棗茶美膚除皺 ◇ 銀耳百合羹滋潤皮膚 / 138

【長痘痘】
綠豆百合湯祛濕除痘 ◇ 清炒苦瓜清熱退火 / 139

【白髮早生】
首烏芝麻飲留住烏黑秀髮 ◇ 桑葚烏梅汁補腎潤髮 / 140

【毛孔粗大】
雞蛋橄欖油面膜緊緻潤膚 ◇ 蜂蜜金橘飲收斂毛孔 / 141

【氣血不足】
豬肝菠菜湯改善頭暈眼花 ◇ 大麥牛肉粥補氣血健脾胃 / 142

【手腳冰涼】
清香羊肉補氣祛寒 ◇ 豬雜粥改善陽虛畏寒 / 143

【月經不調】
月季花紅糖飲改善經期不順 ◇ 人參紅棗粥補益氣血 / 144

【經期下腹冷痛】
喝杯玫瑰花茶緩解經痛 ◇ 山楂紅糖水改善血瘀經痛 / 145

【經期腰部酸痛】
益母草雞蛋活血化瘀 ◆ 隔薑灸神闕穴暖宮止痛　　　/ 146

【痛經加便祕】
紅糖絲瓜湯舒緩經痛防便祕 ◆ 按摩腹部改善便祕　　　/ 147

【宮寒不孕】
艾灸氣海和關元穴溫暖子宮 ◆ 艾葉雞蛋湯溫熱散寒　　　/ 148

【子宮頸炎】
雞冠花瘦肉湯消炎止痛 ◆ 清燉烏骨雞調理子宮頸炎　　　/ 149

【性冷感】
肉蓯蓉羊肉粥改善性趣缺 ◆ 枸杞蒸雞滋補肝腎　　　/ 150

【乳房下垂】
經常按摩乳房緊實豐滿 ◆ 四寶糊豐滿乳房　　　/ 151

【急性乳腺炎】
蒲公英汁消除腫痛 ◆ 仙人掌泥外敷清熱解毒　　　/ 152

【乳腺增生】
海帶生菜湯解鬱散結 ◆ 按摩膻中穴行氣解鬱　　　/ 153

【乳頭皸裂】
黑白芝麻香膏潤膚消炎 ◆ 塗抹橄欖油緩解乳房疼痛　　　/ 154

【產後缺奶】
鯽魚湯加速分泌乳汁 ◆ 花生豆漿活血通乳　　　/ 155

【產後退奶】
麥芽水減少催乳素分泌 ◆ 神曲山楂水抑制乳汁生成　　　/ 156

【妊娠嘔吐】
口含生薑片緩解噁心反胃 ◆ 甘蔗薑汁舒緩妊娠嘔吐　　　/ 157

【產後惡露不止】
糯米阿膠粥補血除惡露 ◆ 生化湯活血化瘀排惡露　　　/ 158

【更年期失眠】
甘麥紅棗湯緩解不適 ◆ 蓮子百合粥清心安神　　　/ 159

【內分泌失調】
煩躁不安按三陰交穴 ◆ 藍莓豆漿改善更年期症狀　　　/ 160

CHAPTER 8 男性強健保養術

【雄性禿】
茯苓茶改善脂漏性掉髮 ◇ 淡鹽水洗頭預防掉髮 / 162

【愛抽菸】
隔薑灸戒菸穴遠離菸癮 ◇ 魚腥草茶解菸毒 / 163

【抽菸久咳】
蜂蜜蒸梨潤肺止咳 ◇ 洋蔥糖漿止咳效果佳 / 164

【晨起有痰】
桔梗飲祛痰改善鼻塞 ◇ 柿葉茶潤肺化痰 / 165

【咽喉發炎】
荸薺汁減輕喉嚨乾痛 ◇ 草莓汁緩解咽喉腫痛 / 166

【啤酒肚】
焦米湯健脾祛濕效果好 ◇ 枳朮湯幫助瘦身 / 167

【前列腺炎】
參芪枸杞粥補氣益腎 ◇ 花椒白胡椒改善頻尿 / 168

【前列腺增生】
肉蓯蓉豬腰湯調理腎虛 ◇ 黃芪甘草湯改善小便無力 / 169

【早洩】
按關元和腎俞穴溫補腎陽 ◇ 山茱萸肉粥補腎固精 / 170

【陽痿不舉】
韭菜炒蝦仁固精健體 ◇ 羊腎粥補腎益陽 / 171

【遺精】
祕精湯可以止遺 ◇ 灸關元穴益腎助陽 / 172

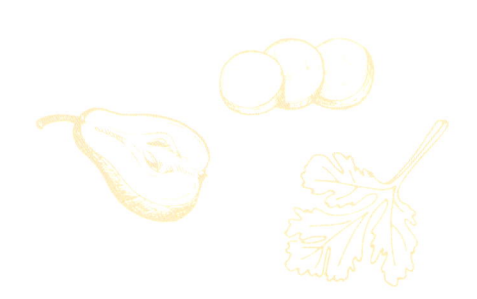

CHAPTER 9 上班族放鬆身心帖

【吹冷氣不舒服】
生薑紅糖水驅寒護肺 ◇ 雪梨汁生津潤燥 / 174

【二手菸】
膨大海茶改善咽喉痛乾咳 ◇ 羅漢果水止咳消炎 / 175

【抗輻射】
五味子綠茶益氣護眼 ◇ 蔥白紅棗龍眼茶預防輻射 / 176

【眼睛乾澀】
枸杞菊花茶補肝明目 ◇ 枸杞桑葚粥緩解眼睛疲勞 / 177

【耳鳴】
按耳前三穴促進耳內血液循環 ◇ 銀杏葉茶活血化瘀 / 178

【疲勞無力】
人參蓮子湯補元氣 ◇ 川芎黨參泡腳解除疲勞 / 179

【口腔潰瘍】
蘿蔔藕汁漱口清熱瀉火 ◇ 西瓜汁減輕潰瘍不適 / 180

【口腔異味】
嚼茶葉清新口氣 ◇ 薄荷茶預防口臭 / 181

【熬夜臉腫】
冬瓜籽茶消除水腫 ◇ 冬瓜皮飲利水消腫 / 182

【滑鼠手鍵盤肘】
按摩魚際穴預防滑鼠手 ◇ 花椒水泡手消腫止痛 / 183

【頸椎症候群】
炒鹽熱敷緩解頸椎疼痛 ◇ 轉動頭部預防頸椎病 / 184

【腰酸背痛】
花椒茴香酒敷活血止痛 ◇ 芋頭濕敷減輕疼痛 / 185

【宿醉】
橘皮綠豆鹽湯解酒醒腦 ◇ 檸檬蜜汁緩解酒後不適 / 186

家庭小偏方，照顧全家人的健康

第1堂　使用偏方前，瞭解5大重點

偏方可以作為中藥養生保健的一部分，有其獨特的價值和功效，可以作為疾病正規治療和調養的補充。但是，如果不能正確使用，也會有一些安全隱患。因此，我們在使用偏方時要注意以下幾點。

❶ 因時、因地、因人制宜

偏方療效會因時令、地域和各人的身體狀況不同而異，採用偏方時，要根據地域和自己的身體情況選用合適的方劑，適時地進行療補。若不加以分析辨證，亂選服用，很容易出意外。

❷ 不要盲目迷信小偏方

很多人有病亂就醫，或者在治療費用較高的時候，會聽信一些江湖郎中的小偏方，也有某些機構用偏方來做騙錢的幌子矇騙患者，結果不僅花了冤枉錢，也沒有什麼效果，有的甚至還出現不良反應，真的得不償失。

❸ 弄清楚偏方的來源和組成分

使用偏方時要清楚其來源和組成分，特別是一些同名或相似藥物的服法、用量和療程，必須確認後再使用，不可掉以輕心，以免導致嚴重後果。

❹ 求助專業醫師指導

選擇偏方時，務必請有經驗的醫生進行指導，由醫生根據病情，確定選用哪一種偏方，不可自作主張。

❺ 客觀看待小偏方

生活中有些人對偏方治病積極支持，身體哪裡不舒服都會先找偏方；還有一些人是嚴重抵制，將「偏方」與「不科學」、「唬弄」畫上等號。其實，兩種做法都是不正確的。主流醫學界對偏方也不是一昧排斥，因為許多偏方是經過幾百年的使用，臨床經驗確實證明有效。因此，我們要客觀看待偏方，不要一竿子打死，也不要盲目相信。這樣才能更好的使用偏方，讓它們為我們的身體帶來健康。

第2堂　認識體質，選擇適合的食物

在眾多偏方中，食療偏方是最常見，也最方便。有些食材藥食同源，也存在「四性」和「五味」。透過食補、食療來治療某些疾病或調養身體，比吃藥好。先瞭解自己的體質，再針對性地選擇食物，對身體大有裨益。

食物「四性」

「四性」，包括寒、涼、溫、熱四種屬性，更準確地說，還有一種介於這四者中間的平性。食物在人體內作用的性質與它們所治療疾病的寒熱性質相對，即中醫裡講的「熱者寒之」、「寒者熱之」。比如生活中大家常吃的綠豆性寒涼，所以能清熱、消除火氣、解毒；生薑性溫，所以可驅寒。

食物「五味」

「五味」，包括酸、苦、甘、辛、鹹，對應人體的五臟：肝、心、脾、肺、腎。吃酸的對肝有好處、吃苦的對心有好處、吃甘的對脾有好處、吃辛的對肺有好處、吃鹹的對腎有好處。當然，凡事過猶不及，不管吃什麼一定要適可而止。如果本身屬於燥熱體質，吃太多辛味食物，便會出現咽喉疼痛、長痘痘等症狀。

Tips：中藥的升降沉浮與歸經

與食物相比，中藥的偏性更強，不僅有四性五味，還要考慮歸經、升降沉浮等因素，日常選擇中藥製作藥膳時需要注意。

「升降沉浮」是指藥物作用於人體後呈現上下升降、表裡出入的趨勢，還有部分中藥升降浮沉的特性不明顯，主要達到和中健脾、補血益氣的作用。如菊花、桑葉、麻黃等能上升發散達表，赭石、熟地等能下降沉潛入裡，而藿香、白术、甘草、當歸等作用於中焦。另外，升降沉浮會因加工、配伍（把二種或以上的藥材配合起來同時使用）等發生改變，如酒製則升、鹽炒則下行。「歸經」是藥物對人體的某條經脈以及該經脈所屬臟腑，具有選擇性作用。如枸杞子歸肝、腎經，具有滋補肝腎的功效。

第3堂 調理身心，正確掌握藥材劑量

中藥調理主要是調節臟腑功能，側重標本兼治，需根據實際情況因人而異、因病不同來選擇正確的劑量。

❶ 藥材

品質：儘量購買品質好的藥材，用量要少。

質地：花、葉、皮、枝等質地輕的花葉類藥材少放；礦物、介殼（軟體或其他動物的外殼）等品質重的可稍多；鮮品可適當多些。

性味：藥性弱、藥味淡、作用溫和的藥材酌情多放，反之要減少用量。

❷ 患者

年齡：年齡太小的兒童和年齡大的老年人，由於身體功能的原因，用藥劑量必須小於青年、中年。通常5歲以下的兒童，用藥為成人的1/4，6歲以上的兒童為成人的1/2，老年人根據身體狀況減量。

性別：通常男女用藥差別不大，需要注意的是，女性在經期和妊娠期間，選用活血祛瘀的藥材時需慎重。

病情：病程長且病情緩而輕的患者，用量宜輕；反之，宜適當增加用量。

其他：體質強者用量宜多，體弱者要少；體力勞動者比腦力勞動者用量宜多等。

❸ 應用

通常單味藥的用量較入複方時劑量大些，當作湯劑的大部分藥材較入散、丸劑等用量重些。當然，由於不同的藥材有多重藥效、用藥目的不同，劑量也不一樣，如洋金花用於止咳、平喘、止痛時，每天不超過1.5克，而用於麻醉時，劑量可達20克。需要提醒的是，如果不懂醫學知識，使用前一定要諮詢專業醫師，不要亂用偏方，以免造成嚴重的後果。

> 備註：薏米又稱薏仁或薏苡仁。煎煮藥材的水量，必須淹過所有藥材。本書出現的偏方內容僅供讀者居家養生應用。中醫學講究「辨證施治」、「因人而宜」，每個偏方的用藥劑量僅供參考，具體使用時建議大家根據自身情況詳詢專業醫師，遵從醫囑靈活運用。

CHAPTER 1

全家人四季養生帖

春季養肝・盛夏消暑降溫・
秋季宜潤肺・冬季通暢血管……

春季養肝

玫瑰檸檬茶美顏補氣

根據中醫五臟主時理論，肝在時為春。春季萬物復甦，肝氣也隨之提升，要順應這股提升之氣，儘量讓自己保持良好的心態，以促進新陳代謝和能量轉換，為一整年的健康奠定基礎。此時選擇養肝補脾的小偏方，能調理肝脾、補益氣血。

玫瑰檸檬茶 \ 疏肝理氣 /

材料 梅花乾品5朵、玫瑰花乾品5朵、檸檬草乾品5克
調料 蜂蜜適量
做法
❶ 將所有花草乾品放入杯中，沖入沸水，蓋杯蓋悶泡約5分鐘。
❷ 加入蜂蜜拌勻即可。
用法 代茶頻飲。

特別叮嚀 此茶有活血作用，月經太多的女性忌用。

來源 民間驗方

玫瑰花具有行氣活血的功效；檸檬草可幫助健脾養胃、利尿解毒；梅花有疏肝理氣、化痰散結的功效。三者搭配，疏肝解鬱、養顏活血，適合春季飲用。

同效小偏方

伸懶腰活血養肝

閒暇之餘伸伸懶腰，能舒氣活血、通暢經絡，有助於保養肝臟。採取站姿、頭後仰，雙臂展開儘量向上向後外擴，身體保持挺直讓上半身肌肉繃緊，連續5個深呼吸。

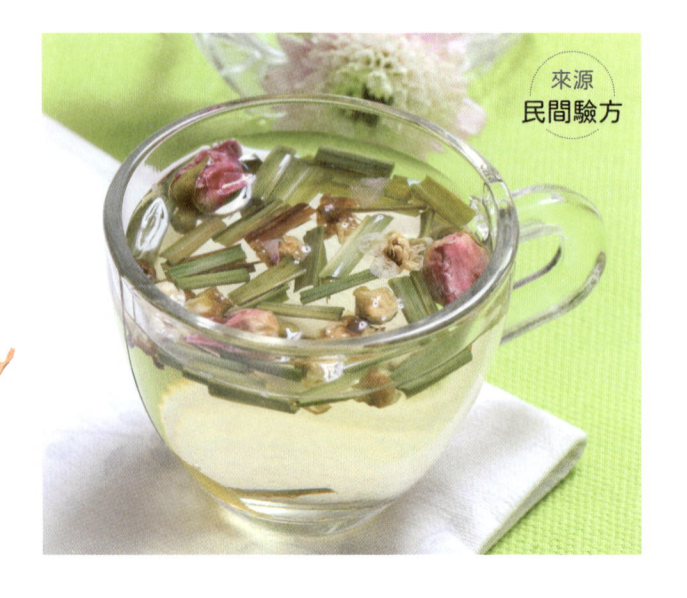

春季祛寒

陳皮棗蜜飲養血驅寒

《黃帝內經》提到：「冬傷於寒，春必溫病。」意在冬季被寒氣所傷，卻沒有逼出寒氣，寒氣就會在人體內積存為「陳寒」。到了春天，人體陽氣生發，潛伏的寒氣也跟著提升。寒極生熱，就容易引起一些溫病流行，比如流感、病毒性肺炎等，都屬於中醫溫病範疇。陳皮棗蜜飲、甜菊龍眼茶能幫助祛除陳寒、調益氣血。

陳皮有理氣健脾、燥濕化痰、和中止痛的功效；紅棗有補中益氣、養血安神的功效。二者搭配，蜂蜜沖茶清甜可口，能幫助祛陳寒、利濕健脾。

陳皮棗蜜飲 \ 排寒祛濕、益氣養血 /

材料 去核紅棗20克、陳皮5~10克
調料 蜂蜜適量
做法
1. 鍋內放入紅棗，用小火炒至微焦，加入陳皮、適量水，大火煮沸後，轉小火煎煮15分鐘。
2. 放置降溫，調入蜂蜜即可。

用法 代茶頻飲。

特別叮囑 便祕者不宜飲用太多。

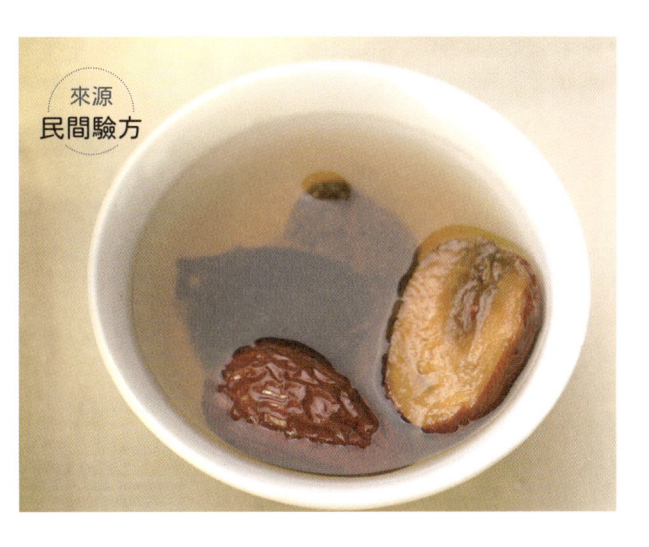

來源 民間驗方

同效小偏方

甜菊龍眼茶 排出體內寒氣

龍眼肉養血安神、補益心脾，生薑溫中散寒。取龍眼肉乾品5克、生薑1片、甜葉菊葉子1片，放入杯中，倒入沸水，浸泡約8分鐘即可飲用。

春困沒食欲

薄荷菊花茶醒神健脾

冬季身體處於收斂狀態，到了春天陽氣提升，氣溫回升，血液循環加快，導致大腦供血量不足，人容易疲倦、沒食欲。此時，早睡早起、按摩頭部或梳頭，能幫助緩解此類症狀。飲食上可吃一些蔥、香菜、菠菜、韭菜、芹菜、春筍等辛甘發散食物，日常喝點薄荷、菊花、迷迭香等泡的茶飲，效果也不錯。

薄荷菊花茶 \ 提神醒腦、去火明目 /

材料 薄荷葉乾品5片、菊花乾品3朵
做法 薄荷葉、菊花放入杯中，沖入沸水，蓋杯蓋悶泡約3分鐘即可。
用法 代茶頻飲。

特別叮囑：風熱感冒、頭痛、口腔潰瘍者適宜飲用，而孕婦、體弱多汗者不宜飲用。

來源：民間驗方

薄荷性涼，有疏散風熱、清利頭目、疏肝行氣的作用；菊花味甘、苦，有去火、明目的功效。薄荷菊花茶能幫助提神醒腦、疏風散熱、消除春季燥火。

同效小偏方

迷迭香薄荷茶 緩解疲勞

迷迭香氣味清涼，搭配清涼的薄荷，有助於清醒頭腦。取迷迭香乾品3克、薄荷葉乾品3克，一起放入杯中，沖入沸水，蓋杯蓋悶泡10分鐘即可。

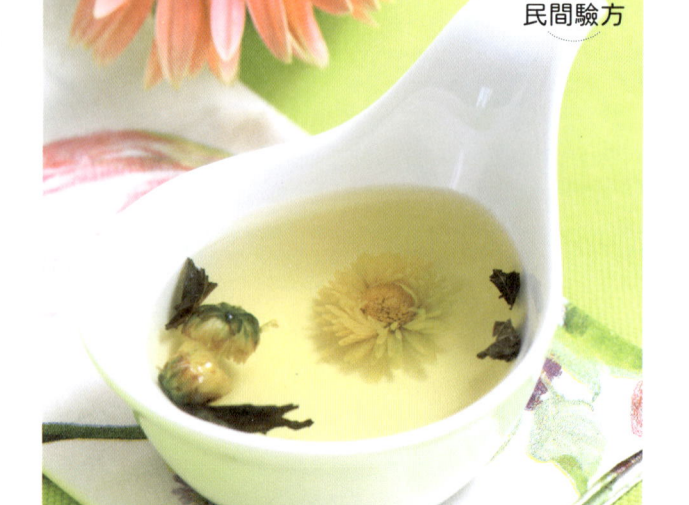

夏季祛濕熱

冬瓜皮湯清熱祛濕效果好

夏季容易受濕熱之邪困擾，常常會有頭昏沉、咽喉腫痛、心悸胸悶、身體沉重等不適症狀。夏季可多食具清熱祛濕作用的食物，例如：綠豆、荷葉、冬瓜、薏米等。冬瓜皮湯、金銀花茶祛濕效果也很好。

冬瓜皮性涼，有利水消腫、解熱清暑的功效。夏季濕熱，飲冬瓜皮湯有助於消暑降火、清熱祛濕，幫助調理濕熱體質。

冬瓜皮湯 \ 消暑降火、清熱祛濕 /

材料 鮮冬瓜皮 90 克
做法 鮮冬瓜皮放入鍋內，加入適量水，大火煮沸後轉小火煎煮 15 分鐘，取湯汁即可。
用法 每天 1 次。

特別叮囑 適用於水腫脹滿、排尿不順者，營養不良而致虛腫者慎用。

來源：民間驗方

同效小偏方

金銀茉莉花茶 解毒化濕

金銀花清熱解毒，茉莉花健脾化濕。二者搭配泡茶不僅味道清香，還能解毒化濕、利咽護胃。取金銀花乾品 5 克、茉莉花乾品 3 克，一起放入杯中，倒入沸水，蓋杯蓋悶泡 5 分鐘，加適量冰糖調味即可飲用。

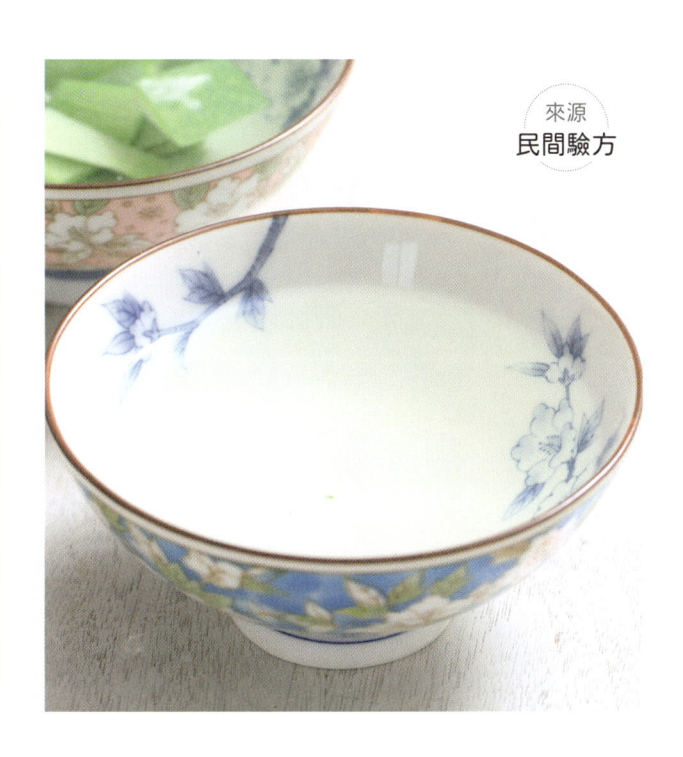

盛夏消暑

常備綠豆湯消暑解渴

夏季濕熱並行，中暑、風熱感冒、吹冷氣不適等盛夏煩惱，這些症狀很容易找上門。夏季應適當吃點苦瓜、苦菜等苦味食物，能清熱祛濕。家中常備點藿香正氣水，能降暑解毒、化濕和中。綠豆湯、酸梅湯、涼茶、烏梅飲等，也有祛濕降溫、解暑消渴的作用，非常適合夏季飲用。

綠豆性寒、味甘，能清熱解毒、利水消暑，可幫助緩解炎熱夏季發熱，或自覺內熱及傷於暑氣的各種疾病。綠豆煮湯，有止渴消暑的功效，是傳統的解暑佳品。

綠豆湯 \ 清熱解毒、止渴消暑 /

材料 綠豆100克

做法
1. 綠豆洗淨後瀝乾水分，再倒入壓力鍋中。
2. 取適量沸水入壓力鍋內，煮25~30分鐘至綠豆軟爛即可關火。

用法 每天1~2次。

特別叮嚀 壓力鍋煮綠豆湯可避免氧化，能保留更多的營養成分。

同效小偏方

酸梅湯解暑消肝火

山楂開胃、烏梅生津、陳皮化濕，三者搭配成茶飲，消暑解渴效果好。取山楂片10克、烏梅10克、玫瑰茄8克、甘草8克、陳皮4克，全部放入水鍋中，以大火煮沸，轉小火煮約20分鐘，濾出茶湯，拌入適量蜂蜜即可飲用。

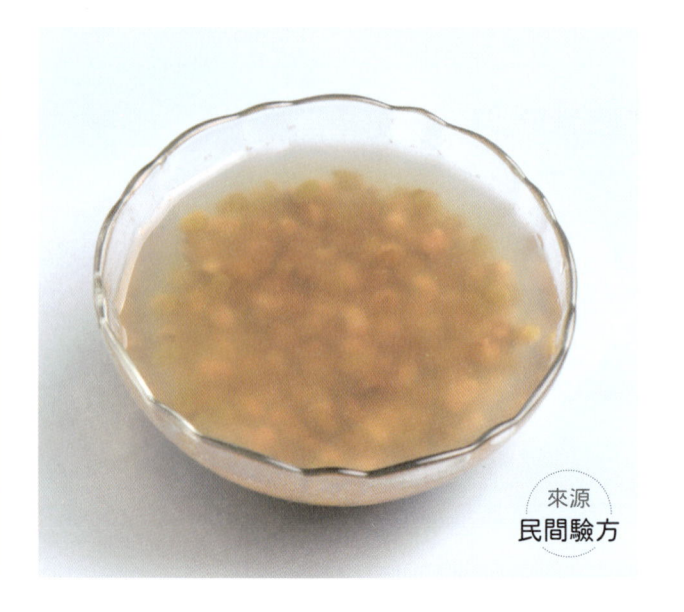

來源
民間驗方

天熱長痱子

枇杷葉水洗澡清熱止癢

夏季的濕熱容易長出痱子，即是身上有很多小紅點，摸上去稍微有扎手的感覺，瘙癢難忍。預防痱子的關鍵是減少出汗、保持皮膚清潔、穿寬鬆透氣的衣物。長了痱子，建議用枇杷葉水、淡鹽水清洗不適處，可以幫助止癢。還可以喝點金銀花露，能宣散風熱、清熱解毒。

枇杷葉水 \ 止癢除痱子 /

材料 枇杷葉乾品 60 克

做法

❶ 枇杷葉去絨毛後洗淨，放入水鍋內大火煮沸，轉小火煮 15 分鐘，關火。
❷ 再倒入浴缸中，待水降溫即可沐浴。

用法 沐浴全身，每天 1 次。

特別叮囑 沐浴時，可加入適量艾葉。

《本草綱目》提到：「枇杷葉，水煎服，有治腳氣之效。」而用枇杷葉煮水沐浴全身，其抗炎抑菌的功效，能幫助緩解痱子、斑疹等症狀，還能預防皮膚瘙癢，使皮膚光滑柔嫩。

同效小偏方

淡鹽水抑菌消炎

淡鹽水外洗能改善痱子不適症狀。將清水溫熱後，加入適量鹽攪勻，用柔軟的毛巾浸濕淡鹽水，洗滌患處，再用溫水清洗一次，每天數次。

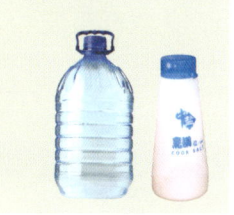

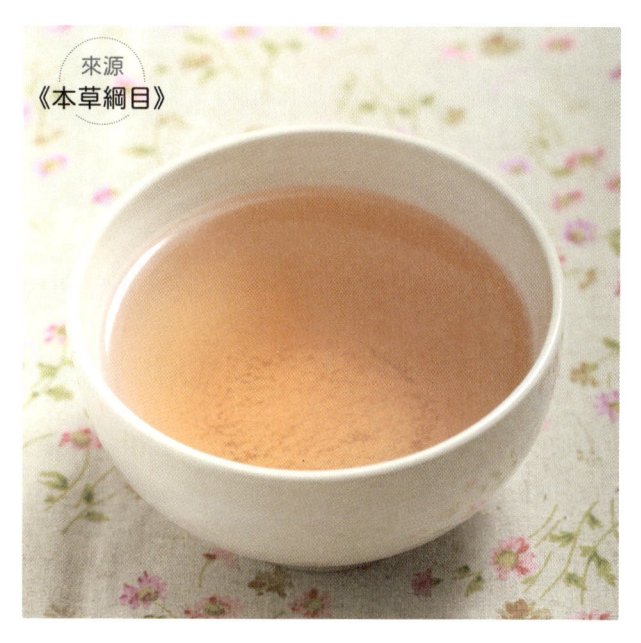

來源《本草綱目》

秋燥咽喉痛

玉竹麥冬羹緩解口鼻乾燥

秋季氣候較乾燥、空氣中缺乏水分，容易感燥邪而生病，症狀為喉嚨乾痛、鼻燥、咳嗽少痰、皮膚乾燥、糞便乾結等。預防和調理秋燥，可以從日常生活開始，比如多飲水、多吃潤燥生津的食物，例如：梨、銀耳、柳橙、黃瓜等。此外，飲用雙花潤喉茶及桑菊茶，也能幫助緩解秋燥引起的喉嚨乾痛。

麥冬解熱清肺、生津止渴；玉竹和銀耳都有潤肺滋陰的功效。三者搭配，可改善乾咳無痰、痰少黏稠，或痰中帶有血絲、口鼻乾燥、咽喉乾痛或癢等燥熱咳嗽症狀。

玉竹麥冬羹 ＼改善燥熱咳嗽／

材料 玉竹8克、麥冬8克、乾銀耳3克、枸杞子適量
調料 冰糖5克
做法
❶ 乾銀耳泡發，去蒂後洗淨。
❷ 玉竹、麥冬、銀耳、枸杞子和適量水放入鍋內，以大火煮沸，續煮至銀耳變黏，拌入冰糖至溶解即可。
用法 每天1次。

來源 民間驗方

同效小偏方

桑菊茶清肺潤喉

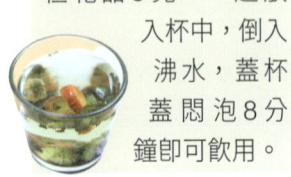

桑葉和杭白菊清肺潤燥、玉竹養陰止渴、山楂調理脾胃助消化。以上材料一起泡成桑菊茶，可預防因秋燥引起的咽喉腫痛。取桑葉2克、玉竹2克、杭白菊乾品4朵、山楂乾品3克，一起放入杯中，倒入沸水，蓋杯蓋悶泡8分鐘即可飲用。

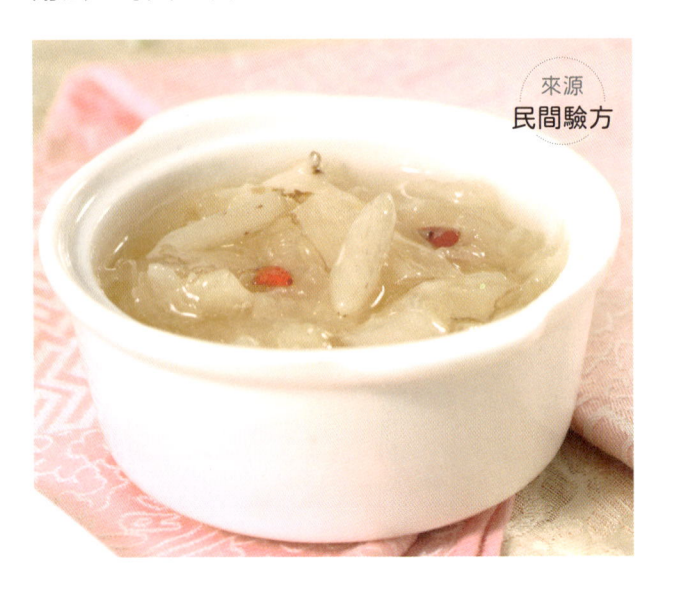

秋季潤肺

百合雪梨湯潤肺止咳

秋燥最容易傷肺，使人出現口乾舌燥、鼻子出血、喉嚨乾癢、皮膚乾燥、咳嗽等不適症狀。所以秋天保養的重點在於養肺陰，建議食用潤燥滋陰的食物，例如：百合、雪梨、蓮藕、葡萄等。

百合雪梨湯 \ 滋陰潤燥 /

材料 雪梨100克、鮮百合20克、乾銀耳5克、枸杞子5克
調料 冰糖適量
做法
1. 雪梨洗淨，去皮後去核籽，切成小塊；百合洗淨，剝成小片；乾銀耳泡軟，去蒂後切小朵。
2. 百合片、銀耳與雪梨塊一起放入鍋中，加適量水，大火煮沸後轉小火續煮至熟軟，放入枸杞子、冰糖煮至糖溶解即可。

用法 降溫後喝湯吃雪梨。

來源：民間驗方

梨性涼，有生津止渴、滋陰降火等功效。百合有養陰潤肺、清心安神的功效。《本草綱目拾遺》記載百合「清痰火，補虛損」。二者搭配煮湯，可潤肺止咳。

同效小偏方

白蘿蔔蓮藕汁 清肺利咽

蓮藕和白蘿蔔有潤肺的作用，搭配冰糖榨成汁，有助於緩解秋季肺燥引起的不適症。取白蘿蔔塊100克、蓮藕塊150克，放入調理機內，加適量冷開水攪打成汁，加適量冰糖調勻即可，每天1杯。

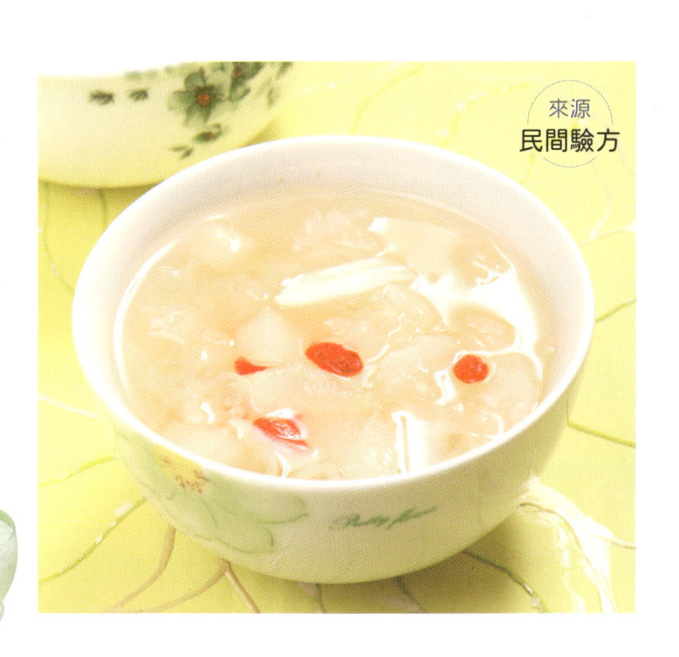

冬季祛寒氣

喝碗酸辣湯保暖開胃

冬季天寒地凍、萬物閉藏，人體受寒氣侵襲易引發疾病，會出現惡寒、發熱、流清鼻涕等症狀。冬季養身以祛寒保暖、斂陰護陽為原則。建議喝酸辣湯、飲紫蘇薑糖茶，達到溫中祛寒，預防和緩解冬季寒氣入侵。

酸辣湯 \ 祛寒助陽、斂陰通溫 /

材料 豆腐絲150克、香菇絲30克、火腿絲50克、熟豬肉絲50克、雞蛋1個、蔥花適量

調料 鹽、醬油、太白粉水、胡椒粉、醋各適量

做法
1. 雞蛋去殼，打散。
2. 豆腐絲、香菇絲、火腿絲、熟豬肉絲放入鍋內，加鹽、醬油和適量水，以大火煮沸，用太白粉水勾芡，淋入蛋液，再加胡椒粉、醋、蔥花，待蛋花浮起即可。

用法 每天1次。

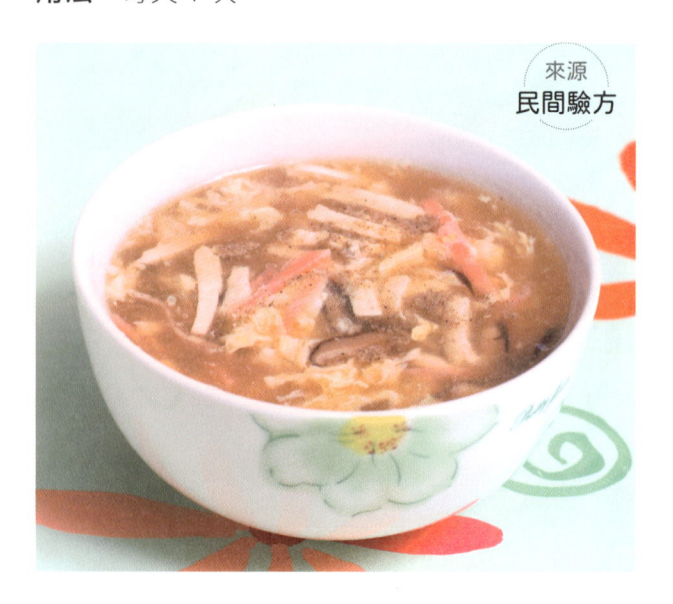

來源 民間驗方

酸辣湯可幫助開胃、促進食欲，其中的胡椒性熱、味辛，有溫中散寒止痛的功效。此湯不僅美味，具祛寒暖身作用。

同效小偏方

紫蘇薑糖茶舒筋活血

紫蘇葉味辛、性溫，能散寒解表，行氣和胃。紫蘇葉與生薑搭配，能發散風寒、開宣肺氣。取紫蘇葉5克、生薑5片、紅糖適量，一起放入杯中，沖入沸水，蓋杯蓋悶泡3分鐘即可飲用。

冬季通暢血管

山楂紅棗茶促進血液循環

冬季寒冷，人體的血液流動速度變慢，易使血液瘀滯，引發心腦血管疾病，因此冬季應做好保暖、預防感冒，再加上適當的進補與合理的運動等，可預防心腦血管疾病。日常多飲一些補心益氣的茶飲，如山楂紅棗茶、玉米鬚綠茶、金銀花茶。

山楂紅棗茶 \ 健脾補心 /

材料 乾山楂 20 克、紅棗 5 顆、生薑 10 克
做法 所有材料放入鍋內，加入適量水，以大火煮沸即可。
用法 每天 1 次。

> **特別叮嚀** 有胃潰瘍、十二指腸潰瘍以及胃酸過多的人，不宜吃山楂。

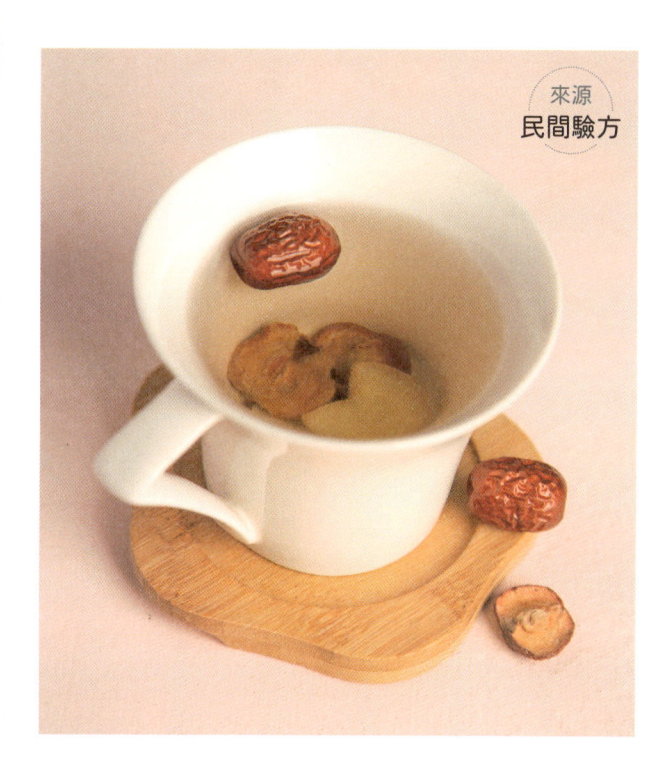

山楂具有健脾消食、活血散瘀的作用；生薑有溫中散寒的作用，再加上紅棗補中益氣、養血安神，三者搭配，不僅香甜可口，而且有助於祛寒活血、幫助消化，非常適合冬季養生。

來源 民間驗方

同效小偏方

玉米鬚綠茶 控血糖降脂

玉米鬚搭配綠茶，可以控血糖、降血脂，並減少血管堵塞的風險。取玉米鬚 5 克、綠茶 3 克，將玉米鬚放入杯中，沖入沸水，蓋杯蓋悶泡 1 分鐘，再加入綠茶，輕輕晃動杯子，讓水浸潤綠茶，30 秒鐘後即可飲用。

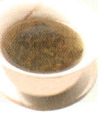

冬季溫腎陽

清燉羊肉助來年長陽氣

冬季寒冷，易傷陽氣，而腎是人體陰陽之本。若腎功能失常，就會出現精神疲乏、腰膝酸冷、遺精、失眠多夢等病症。冬季食補應以補腎助陽為原則，可食用羊肉、韭菜、蝦仁、核桃等。

清燉羊肉 \ 補陽益氣 /

材料 羊肉75克、白蘿蔔200克，蔥段、薑片各適量

調料 花椒、鹽、香油各適量

做法

❶ 羊肉和白蘿蔔分別洗淨，切塊。

❷ 砂鍋加適量水，將羊肉塊、白蘿蔔塊、蔥段、薑片、花椒放入砂鍋，大火煮沸後改小火燉至肉爛，加鹽和香油調味即可。

用法 每星期2~3次。

來源 民間驗方

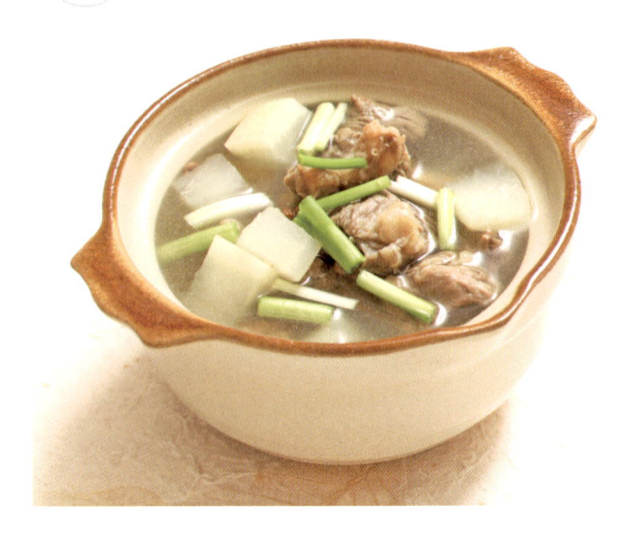

《本草綱目》記載：羊肉「虛勞寒冷，補中益氣，安心止驚。」羊肉為補元陽、益氣血的溫熱佳品，可祛濕氣、暖心胃、補腎壯陽。搭配白蘿蔔，可理氣開胃、清肺祛痰，尤其適合冬季。

同效小偏方

香菇煲乳鴿溫補腎陽

冬季適量進食香菇煲乳鴿，可以達到養腎助陽的作用。取淨乳鴿1隻、香菇塊50克，蔥段、薑片、料酒、鹽各適量。乳鴿汆燙後，放入砂鍋中，加蔥段、薑片、料酒煮沸，加香菇塊燉至肉熟，加鹽調味即可食用。

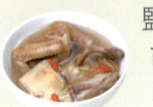

CHAPTER
2

全家人
小病解救方

感冒・便祕・牙齦腫痛・失眠・
過敏性鼻炎・足跟乾裂……

風寒感冒

枸杞薑粥散寒益氣

風寒感冒大多是由於受到風邪和寒邪的侵襲所引起，會有鼻塞、打噴嚏、咳嗽、頭痛等不適，還有畏寒、發熱、無汗或少汗、頭痛或咽喉腫痛等。中醫認為，治療風寒感冒初期關鍵要發汗，可以透過三溫暖、熱水泡腳、喝薑粥或蔥薑豆豉飲等，幫助祛風散寒、辛溫解表。

枸杞薑粥 \ 祛風散寒發汗 /

材料 白米 100 克、枸杞子 10 克、薑末 25 克
做法
❶ 白米洗淨，浸泡 30 分鐘；枸杞子洗淨。
❷ 鍋內加適量清水煮沸，加入白米、薑末，大火煮沸後轉小火煮 30 分鐘，加枸杞子，小火熬煮 10 分鐘即可。
用法 早晚餐溫熱服用。

生薑味辛、性微溫，能散寒解表，有助於改善風寒感冒的相關症狀。對於薑粥，《本草綱目》提到：「溫中辟惡」；《老老恆言》中說：「兼散風寒，通神明。」

同效小偏方

蔥薑豆豉飲 調理風寒感冒

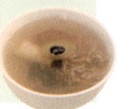

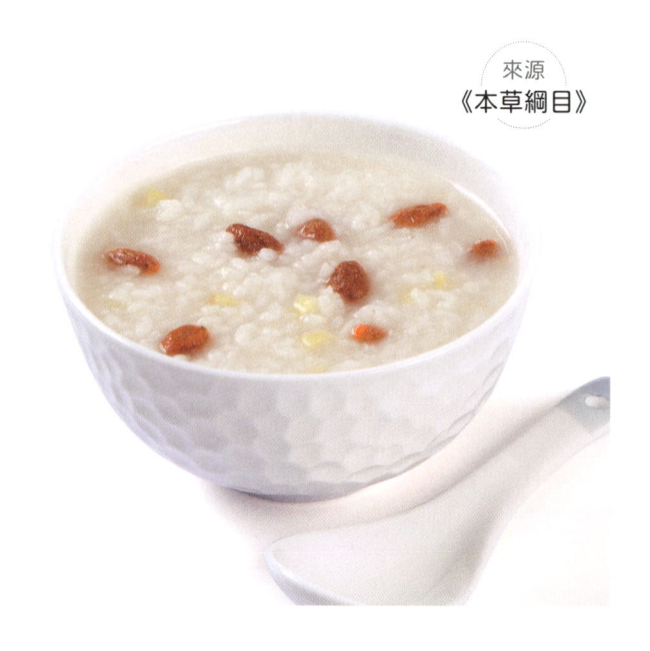

蔥白、薑散寒通陽，淡豆豉解表除煩，三者搭配可調理風寒感冒。取蔥白段 10 克、生薑片 10 克、淡豆豉 10 克，全部放入水鍋中，大火煮 20 分鐘，將湯汁過濾即可。每天 2 次，趁熱飲用。

來源《本草綱目》

風熱感冒

薄荷甜粥緩解不適

風熱感冒是風熱之邪犯表、肺氣失和所致，典型症狀是發熱、口渴、心煩、鼻塞、痰黏稠或黃、咽喉紅腫等，還會有點怕風。調理風熱感冒，應以辛涼解表為原則。風熱感冒患者，飲食宜辛涼清淡，適當多食白菜、白蘿蔔、梨、柳橙、薄荷、菊花、檸檬來輔助調理。

薄荷甜粥可疏風清熱，調理風熱感冒。清代養生名著《老老恆言》中說：薄荷粥「兼止痰嗽，治頭痛腦風，發汗，消食，下氣，去舌苔。」

薄荷甜粥 \ 疏散風熱、清利頭目 /

材料 鮮薄荷10克、白米80克
調料 冰糖5克
做法
❶ 鮮薄荷、白米分別洗淨瀝乾。
❷ 白米放入鍋中，加適量水，以大火煮沸後轉小火煮成粥，加入鮮薄荷、冰糖，煮至冰糖溶解即可。
用法 此粥適合風熱感冒初期者食用。早晚餐溫熱空腹食用，以出汗為佳。

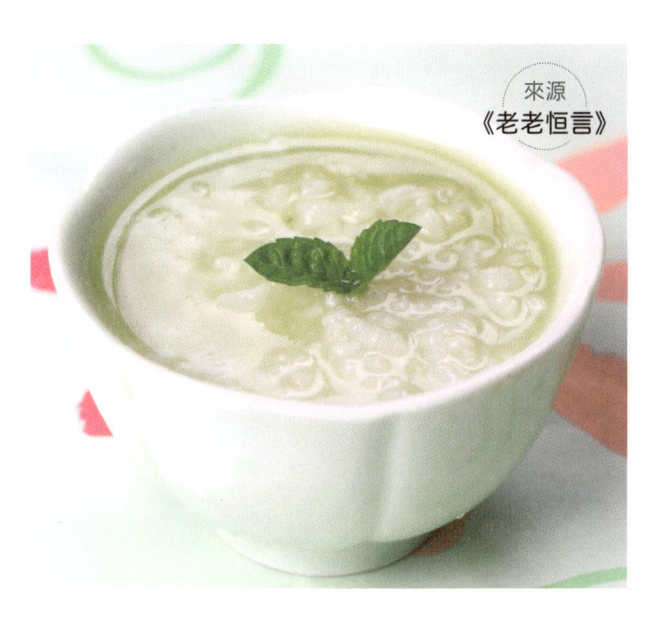

來源《老老恆言》

同效小偏方

桑葚菊花茶 祛風散熱

取菊花乾品5克、桑葚6克、冰糖適量，一起放入杯中，沖入沸水，蓋杯蓋浸泡5分鐘即可飲用，代茶頻飲。

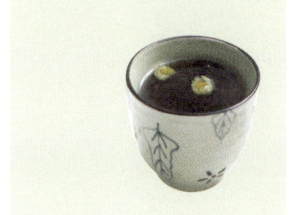

暑濕感冒

冬瓜鯽魚湯消暑健脾

暑濕感冒多發生在夏季，因夏季悶熱易引起身體受涼，如吹冷氣、感受風邪等。一般症狀為發熱重惡寒輕、出汗不退燒、頭痛昏沉、身體疲倦等不適。中醫認為，面對暑濕感冒時，應清解暑熱、祛濕解表，可適當多吃冬瓜、綠豆、薏米、番茄等食物輔助調理。

> 中醫認為，冬瓜可清熱、鎮咳、調和五臟、滌腸胃，有消暑止渴、利尿退腫的功效，搭配鯽魚煮湯，能清熱解暑。

冬瓜鯽魚湯 \ 清熱解暑、補中益氣 /

材料 淨鯽魚 300 克、冬瓜片 150 克，蔥段、薑片、香菜末各適量
調料 鹽適量
做法
❶ 油燒熱，小火爆香蔥段、薑片，放入鯽魚煎至兩面微黃，加適量水，轉大火煮沸。
❷ 再盛入砂鍋內，加冬瓜片，小火慢燉 1 小時至魚湯呈乳白色，加鹽調味，放入香菜末即可。
用法 佐餐食用，每星期 1~2 次。

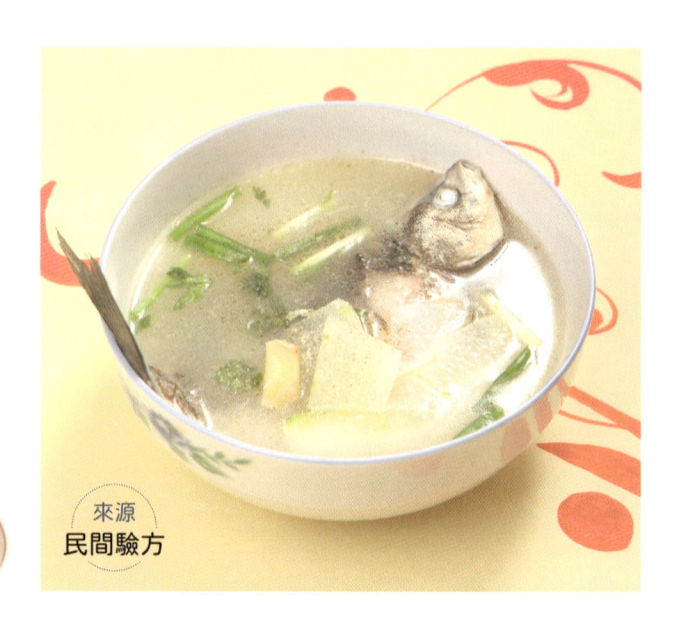

來源 **民間驗方**

同效小偏方

冬瓜薏米鴨湯清熱祛濕
鴨肉滋陰清熱、冬瓜和薏米利水祛濕。取鴨肉塊100克、冬瓜塊100克、薏米50克。鍋中油熱後，小火爆香蔥和薑，倒入鴨肉塊翻炒數下，再倒適量水和薏米，小火燉1小時，放冬瓜塊和鹽，燉熟軟即可。

流感來襲

蔥白大蒜飲有效遠離流感

流行性感冒是由流感病毒所引起，症狀為發病急、起高熱、全身沒力氣等，主要透過打噴嚏、咳嗽等飛沫傳染。進入流感季節，應保持飲食均衡清淡且易於消化，食用蔥白、大蒜等，有助於緩解不適。

蔥白大蒜飲 \ 緩解流感不適的妙方 /

材料 蔥白 50 克、大蒜 20 克

做法
1. 蔥白洗淨，瀝乾後切小段；大蒜洗淨，瀝乾後剝除薄膜，切片。
2. 所有材料放入鍋內，加入適量水，以大火煮滾即可。

用法 每天飲用3次，每次100~150毫升，連續喝2~3天。

《食療本草》提到：蔥白有祛風發汗的作用，對鼻塞、頭痛、發熱不流汗等感冒症狀，有緩解效果；大蒜則有殺菌的效果，在流感季節來臨時，多食用能幫助緩解流感不適。

來源：民間驗方

同效小偏方

荸薺水緩解流感引起的高熱症

荸薺可清熱生津、潤肺化痰，荸薺煮水對舒緩流感引起的高熱症狀效果較好，同時可幫助緩解咳嗽多痰、咽喉乾痛等。取荸薺 5 個，去皮洗淨後切小塊，和適量清水大火煮 10 分鐘，關火後放溫即可飲用。

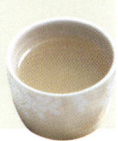

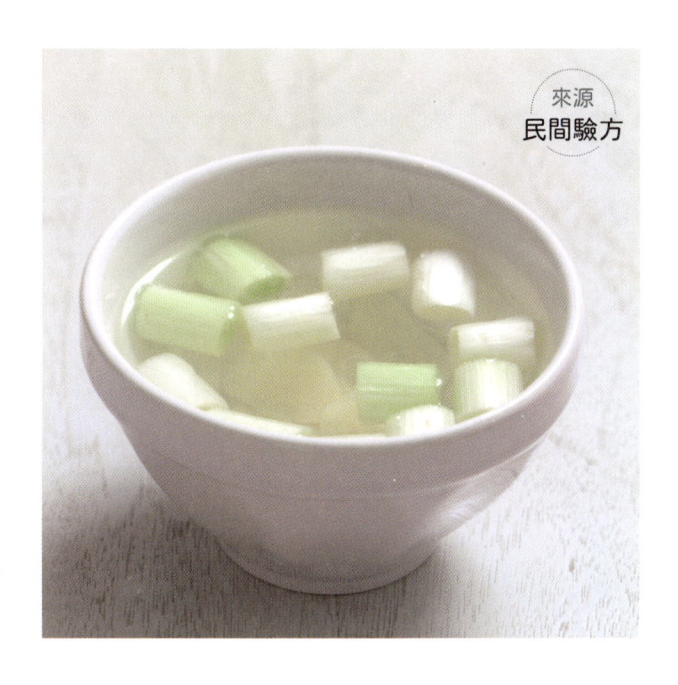

乾咳無痰

魚腥草薄荷茶清肺潤燥

有些人在感冒好轉後，仍然有嗓子癢、想咳嗽，乾咳無痰或痰少不易排出等不適。有些人一到秋冬季節，氣候乾燥下就會出現乾咳症狀。這時候調理應以養陰潤燥、清肺利咽為原則，可以喝點魚腥草薄荷茶、百合枇杷葉茶來調理改善。

魚腥草薄荷茶 \ 清肺熱 /

材料 魚腥草乾品5克、薄荷乾品3克、甘草2克

做法 全部材料放入杯中，倒入沸水，蓋杯蓋悶泡5分鐘即可。

用法 代茶頻飲。

> **特別叮囑** 魚腥草味道比較腥，第一次品嘗的人可能不易接受，可適當加點蜂蜜調味。

魚腥草有清熱解毒、消癰排膿、利水通淋的功效；薄荷具有辛涼解表的功效；甘草具有清熱解毒的作用，還能調和藥性。將三者泡茶，可調理肺熱咳嗽。

同效小偏方

百合枇杷葉茶清肺理氣

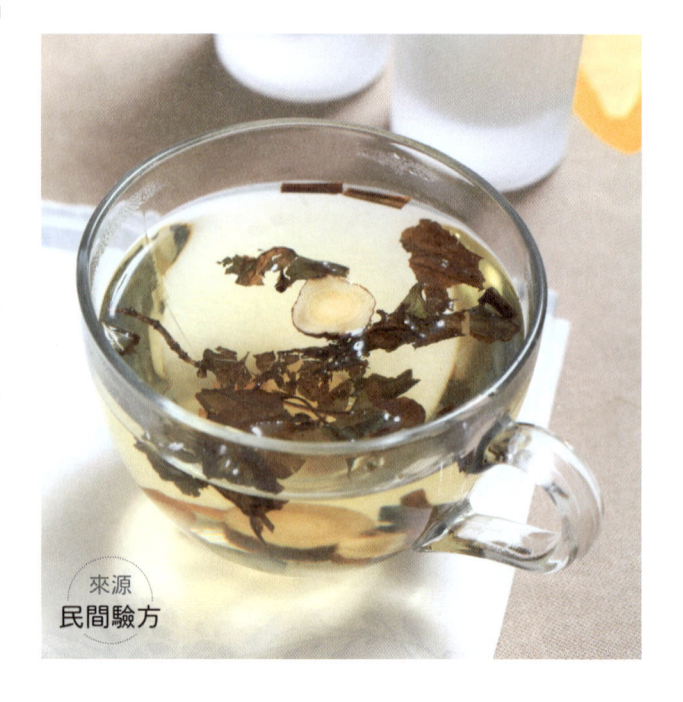

枇杷葉清肺止咳、降逆止嘔，百合養陰潤肺、清心安神，二者搭配有助於緩解乾咳無痰。取鮮百合10克、枇杷葉乾品10克，一起放入杯中，沖入沸水，蓋杯蓋悶泡8分鐘即可。

來源 **民間驗方**

肺熱咳嗽

蘆根雪梨湯清肺止咳

肺熱咳嗽多是由風熱襲肺，肺的清肅功能受損、肺氣上逆所致。症狀常反覆咳嗽、咳黃痰，伴有咽痛、口乾、尿赤、身熱等。中醫認為，選用清瀉肺熱、宣肺平喘的食物，能幫助緩解症狀，如蘆根、雪梨、白蘿蔔、百合、荸薺、香菇等。

蘆根雪梨湯 \ 清熱、生津止咳 /

材料 蘆根 10 克、雪梨 1 個、荸薺 1 個、瘦豬肉 100 克

調料 鹽適量

做法

❶ 蘆根洗淨；雪梨、荸薺洗淨，削皮後切小塊；瘦豬肉洗淨切片，汆燙後撈起。

❷ 將所有材料放入鍋中，倒入適量水，大火煮沸後轉小火煮 1 小時，加鹽調味即可。

用法 每天 1~2 次。

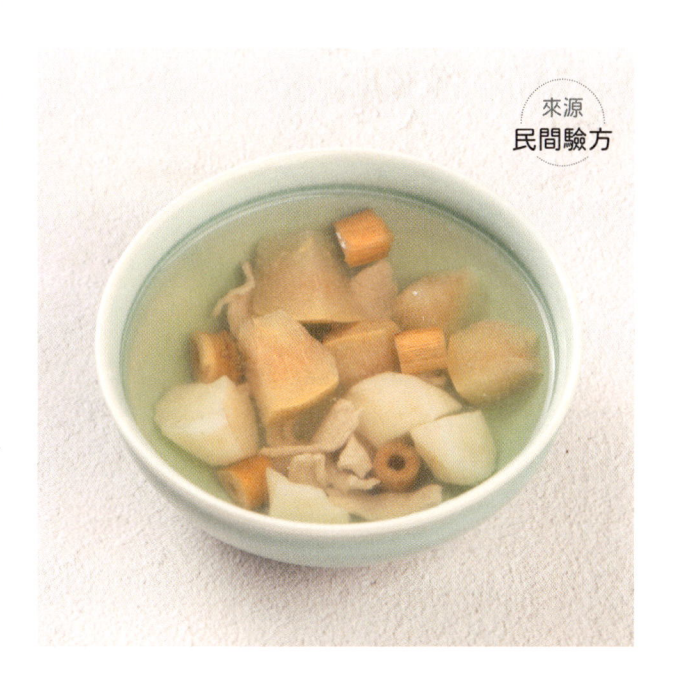

來源：民間驗方

中醫認為蘆根可清瀉肺熱、生津止渴，兼能利尿，可導熱毒從小便出，雖寒涼卻不傷正氣。雪梨潤肺止咳，荸薺清熱止咳、利濕化痰，二者與蘆根合用，能緩解肺熱咳嗽、咽喉疼痛、聲音沙啞等症狀。

同效小偏方

白蘿蔔雪梨水調理肺熱咳嗽

取雪梨 1 個、白蘿蔔半根。將白蘿蔔和雪梨洗淨後切塊，加適量水，以大火煮沸後轉小火煮 15~20 分鐘即可。

久咳不癒

果菊清飲調理慢性咳嗽

有些人感冒發熱後一直咳嗽不停,若咳出的是白痰,往往是風寒犯肺所致,同時伴有流鼻涕、畏寒怕冷、頭痛等,應以發汗解表、宣肺止咳為原則,常用菊花、魚腥草、薄荷、杏仁等調理;若咳出的是黃痰,是風熱犯肺所致,症狀為舌紅、發熱、憋喘等,應以清熱化痰止咳為原則,建議食用陳皮、桔梗、橘絡等。

果菊清飲 \ 調理慢性咳嗽、黃痰 /

材料 魚腥草5克、菊花3克、羅漢果1個
做法 將上述材料一起放入杯子,倒入沸水,蓋杯蓋悶泡約5分鐘即可。
用法 可以一次泡好一天的量,分次飲用。

羅漢果有清熱利咽、止咳護嗓的功效;菊花有疏散風熱、清熱解毒的功效;魚腥草有清熱解毒、利水清肺的功效。三者合泡而成的果菊清飲,有助於消炎、排毒、清肺熱。

同效小偏方

**陳皮橘絡茶
改善慢性咳與白痰**

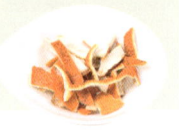

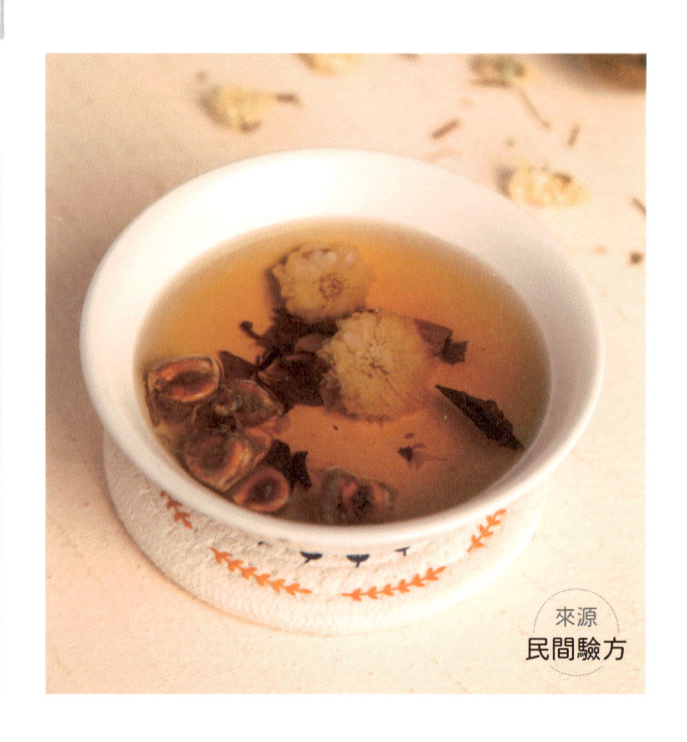

陳皮性溫,味辛、苦,有燥濕化痰、理氣健脾的功效。橘絡可疏通脈絡,助力陳皮化痰止咳。取陳皮1片、橘絡3克。用沸水沖泡,蓋杯蓋悶泡5分鐘,用加熱煮水更佳。

來源
民間驗方

咽喉腫痛

含漱金銀花清利咽喉

咽喉疼痛可能是上火引起，也可能是由炎症引起，上火引起的症狀為咽喉腫痛，炎症引起的會出現咽喉腫痛、嗓子燥癢、吞咽有異物感等。此外，感冒、空氣污染，教師、歌手、演員等職業，經常用嗓子，如果又長期抽菸等，都會引起咽喉痛，日常可以使用一些清咽利嗓的小偏方，如含漱金銀花、藕汁蛋清來改善。

含漱金銀花 \ 緩解咽喉疼痛 /

材料 金銀花 5 克

做法 金銀花放入鍋內，加入適量水，大火煮沸後轉小火煮 10 分鐘，去渣取汁即可。

用法 待涼後取汁含漱，每天早晚各 1 次，可緩解因上火引起的咽喉疼痛。

特別叮嚀 金銀花性寒，脾胃虛寒、氣虛瘡瘍膿清者忌用。

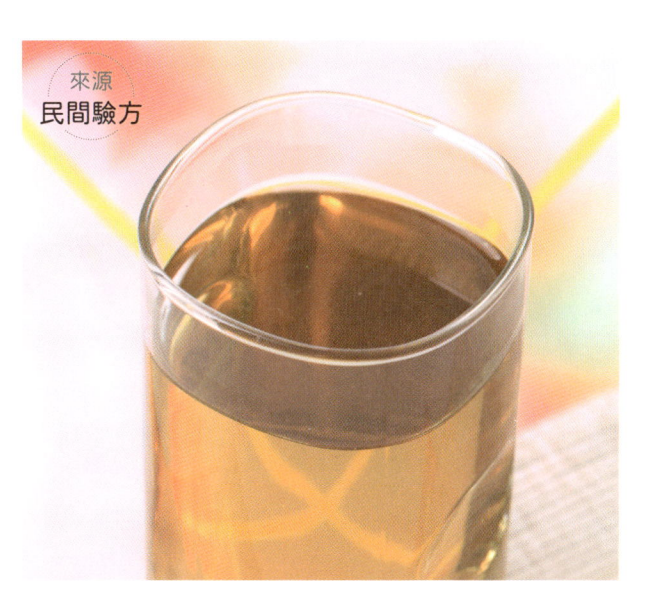

金銀花有清熱解毒、疏散風熱、清利咽喉、消腫止痛的作用，可緩解春季常見的上呼吸道感染、秋冬季上火導致的咽喉痛。

來源 民間驗方

同效小偏方

藕汁蛋清
生津涼血潤喉

取蓮藕塊 100 克、雞蛋清 1 個。將蓮藕塊榨汁，再和雞蛋清拌勻，用其漱口，每天 2~3 次為宜。

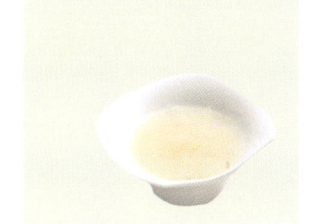

寒喘

紅棗核桃米糊止咳平喘

寒喘多由受寒後發作，一般有呼吸急促、胸悶等不適，伴有痰和鼻涕呈清稀透明、白色或泡沫狀，糞便無法成形、手腳冰涼、嘴唇蒼白。寒喘患者適合吃紅棗、核桃等溫補食物，不宜吃生梨、荸薺等寒涼食物。

紅棗核桃米糊 \ 溫肺定喘 /

材料 白米 50 克、紅棗 10 克、核桃仁 15 克
做法
1. 白米洗淨，用清水浸泡 2 小時；紅棗洗淨，用溫水浸泡 30 分鐘，去核。
2. 全部材料倒入全自動豆漿機中，加適量水至上下水位線之間，按「米糊」鍵，待米糊打好即可。

用法 佐餐食用，每天 1~2 次。

紅棗有養血安神的功效，核桃具補腎溫肺、潤燥通便等功效。二者搭配，可以補腎益精、溫肺定喘。

來源
民間驗方

同效小偏方

雞丁核桃仁溫肺平喘

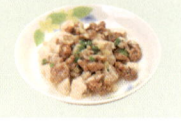

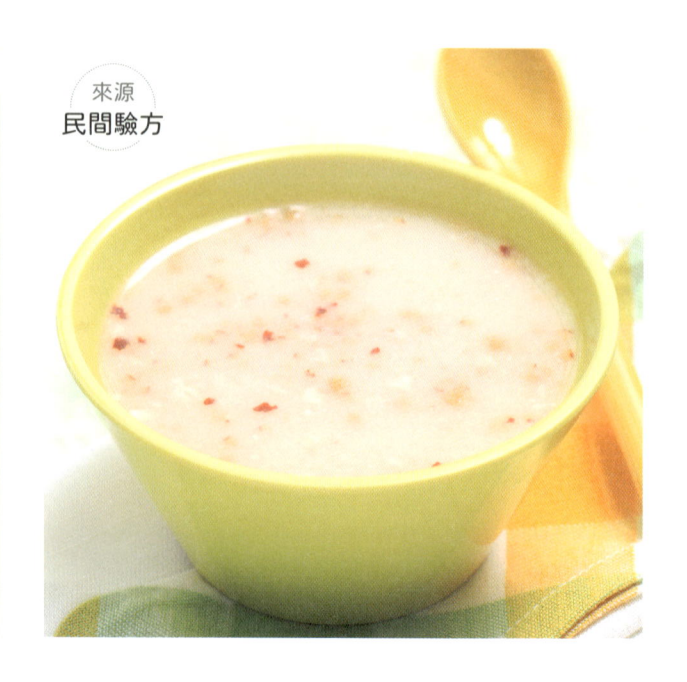

取雞胸肉 60 克、核桃仁 15 克、雞蛋清 1 個。雞胸肉洗淨後切丁，加雞蛋清、適量鹽及水太白粉水拌勻。鍋內油熱，小火爆香蔥薑蒜，放雞肉丁炒至快熟，加核桃仁炒勻即可食用。每天 1 次。

過敏性氣喘

蜂蜜蒸柚子有效減輕不適

過敏性氣喘是由花粉、塵蟎、海鮮、氣候變化等過敏原所致，主要症狀為喘急、咳嗽、打噴嚏、流鼻涕、鼻癢、流眼淚等。日常生活中避免接觸過敏原，宜戴上口罩、注意居家空氣流通、增強體質，都是簡單有效的預防辦法。飲食方面，柚子、南瓜、蜂蜜等能減輕不適症狀，可以適當多食。

蜂蜜蒸柚子 \ 化痰下氣、止咳平喘 /

材料 柚子1個、黃酒少許
調料 蜂蜜或麥芽糖適量
做法
❶ 柚子去皮，削除內層白色部分，果肉切碎。
❷ 柚子肉放入有蓋容器中，加蜂蜜或麥芽糖，以中火隔水蒸至熟軟。
用法 每天早晚各吃1大匙，並喝入少許黃酒。

來源
民間驗方

柚子化痰下氣、潤肺平喘，而蜂蜜有補中緩急、解毒的功效，對於哮喘患者極為適用。二者搭配蒸食，不僅味道清甜，而且有助於化痰止咳平喘。

同效小偏方

蜂蜜蒸南瓜緩解咳喘
取南瓜1個、蜂蜜10克、冰糖5克。在南瓜頂上開口，挖去囊瓤，將冰糖、蜂蜜裝入有蓋容器中，中火隔水蒸1小時即可。每天1次。

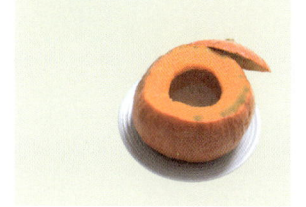

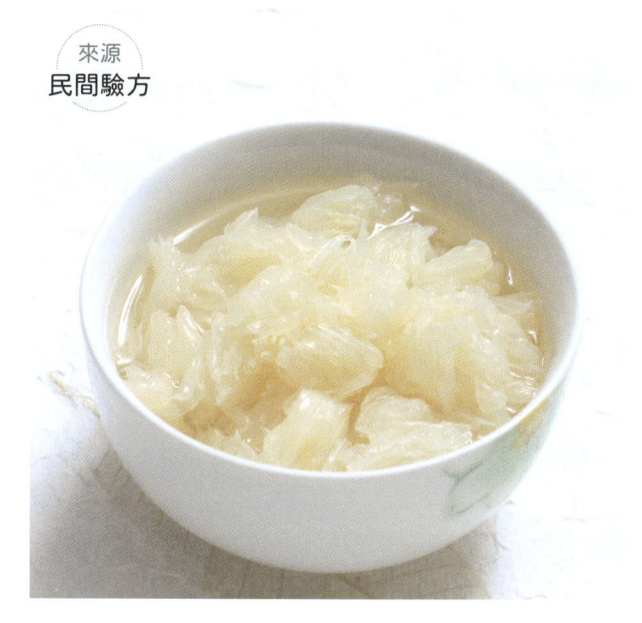

過敏性鼻炎

辛夷煲雞蛋緩解鼻塞

容易過敏者，在換季或接觸到花粉、塵蟎等過敏原後，鼻腔受到刺激，往往會發生過敏性鼻炎，出現鼻塞、鼻癢、流清鼻涕、眼睛腫癢、咳嗽等不適。面對過敏性鼻炎，必須按照醫囑服藥、避免接觸過敏原，並適當運動增強體質。平常建議吃辛夷煲雞蛋，或使用枕藥枕來緩解症狀。

辛夷煲雞蛋 \ 通竅、止膿涕 /

材料 辛夷花10克、雞蛋2個
調料 鹽適量
做法
1. 辛夷花裝入棉布袋中，放入鍋中，加水2碗，以大火煮沸後，轉小火煮成1碗量。
2. 將雞蛋打入沸水中，中火煮成荷包蛋。
3. 藥汁倒入鍋中，用大火煮沸，放入荷包蛋一起煮片刻，加鹽調味即可。

用法 喝湯吃雞蛋，連續喝3天。還可以透過聞湯的熱氣來緩解鼻塞。

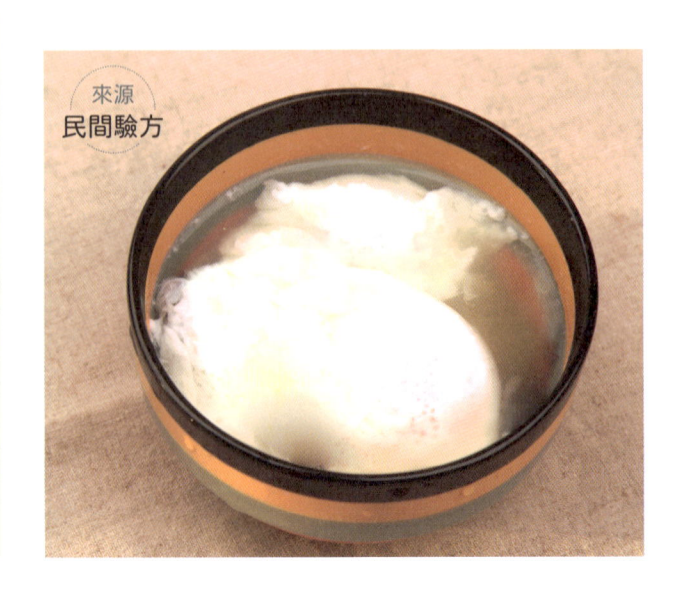

> 此方可通竅、止膿涕、祛頭痛、滋養扶正，幫助減輕過敏性鼻炎導致的流涕、鼻塞等不適。

來源 民間驗方

同效小偏方

藥枕減輕鼻炎不適

取白芷30克、川芎30克、藿香30克、黃芩30克、野菊花100克、防風20克、前胡20克，全部裝入大的棉布袋，縫好做成枕頭，睡覺時枕著可疏通經絡、流暢氣血。其餘時間可將藥枕裝入密封塑膠袋，能減少藥物有效成分的揮發。一個枕頭可以用4~6個月。

脾胃涼易腹瀉

來碗糯米糊補脾養胃

有些人遇到換季、天氣寒冷，或稍微吃一些生冷或油膩食物，很容易感受寒邪，導致脾胃虛寒，引起腹瀉、腹痛，反覆發作，糞便中有未消化食物，伴隨飲食減少、腹部脹滿不適、疲倦沒力等。調理時應以補氣健脾、調中止瀉為原則。飲食上應清淡，多食糯米、白米、小米、紅棗、薏米、山藥等健脾胃的食材，少吃生冷食物和涼性水果。

糯米糊 \ 調理脾胃虛寒 /

材料 糯米 60 克、山藥 80 克
調料 白砂糖 3 克
做法

❶ 糯米洗淨後浸泡清水 2 小時；山藥去皮後切小塊。
❷ 將糯米和水、山藥塊放入豆漿機中，打成米糊，加白砂糖調味即可。

用法 每天1~2次。糯米糊趁溫熱食用為宜，一次不宜吃太多，以免產生脹氣。

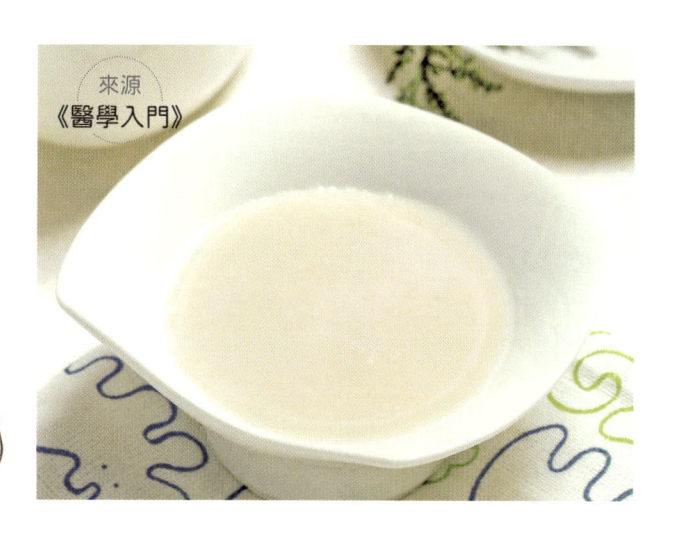

來源《醫學入門》

《醫學入門》記載：糯米糊「治泄瀉。少進飲食，大有滋補。」糯米暖胃健脾、補中益氣，山藥補脾養陰。二者搭配，能幫助調理脾胃虛寒、食慾缺乏、腹瀉等症狀。

同效小偏方

山藥小米粥 益脾胃助消化

山藥可補脾養胃、補肺益腎；小米可補虛損、開腸胃。二者搭配，幫助消化、健脾止瀉的功效。取小米50克、山藥塊100克、枸杞子3克。將三者一起放入沸水中，煮成稀粥。每天早晚各吃1次。

消化不良

小米粥保護胃腸黏膜

消化不良多由飲食不節制、過食生冷或腐敗變質食物等所致，症狀常有腹痛、上腹脹、噯氣（嗝氣）、無食欲、噁心嘔吐、睡眠不佳等。易於消化的粥、蛋羹或山楂、白蘿蔔等食物，對消化不良有較好的調養作用。日常宜少食多餐、細嚼慢嚥，不要吃堅硬、粗糙、難以消化的食物。

> 《本草綱目》記載：小米「治反胃熱痢，煮粥食，益丹田，補虛損，開腸胃」。小米可保護胃腸道黏膜，促進腸道蠕動。

小米粥 \ 健脾養胃、幫助消化 /

材料 小米 100 克

做法
① 小米洗淨後瀝乾。
② 小米與適量水放入鍋中，大火煮沸後轉小火，不停攪拌煮至小米熟即可。

用法 每天溫熱食用。尤其適合於失眠、體虛、脾胃虛弱、食不消化、反胃嘔吐者食用。

來源《本草綱目》

同效小偏方

三紅飲助消化

取山楂100克、紅蘿蔔100克、紅糖10克。山楂洗淨除籽，煮滾後打成泥；紅蘿蔔洗淨煮軟打成泥。混合果泥，加紅糖及少量水，用大火煮沸後轉小火熬成果醬。每天取適量，用溫水稀釋1~2倍飲用。每天1~2次。

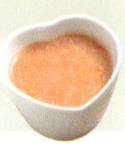

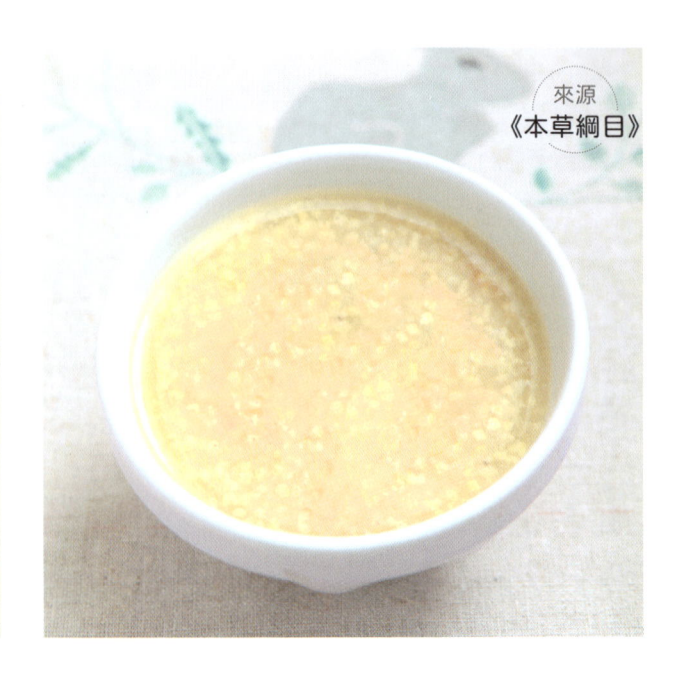

食欲不佳

山楂蜂蜜飲腸活開胃

食欲缺乏時，進食欲望下降，食欲缺乏者需避免傷胃的習慣，如喜歡食生冷食物、吃飯時間不規律、睡前飽食、飽食後運動等。飲食方面，應適當食用山楂、柳橙、優酪乳等酸味食物，可提升食欲。

山楂蜂蜜飲 \ 提高胃腸活力 /

材料 鮮山楂 250 克
調料 蜂蜜 80 克
做法
1. 鮮山楂洗淨，加入冷開水煮 3 分鐘將皮煮破，撈出後去蒂及核，打成果泥。
2. 加入蜂蜜和適量水拌匀，用小火熬煮成糊狀，放涼後密封，冷藏可放 1 個月。

用法 取適量，用溫開水稀釋1~2倍飲用。每天1~2次。

山楂開胃、幫助消化，對食欲缺乏、消化不良有很好的調理作用。加蜂蜜製成果醬，不僅酸甜味美，而且有助於增進食欲，提高腸胃活力。

來源 民間驗方

同效小偏方

菠菜葡萄汁提升食欲

取草莓 30 克、菠菜 50 克、葡萄 50 克。所有材料洗淨，菠菜汆燙，瀝乾後一起切碎，放入調理機內，加入適量水打成汁，加蜂蜜拌匀即可。每天 1 杯。

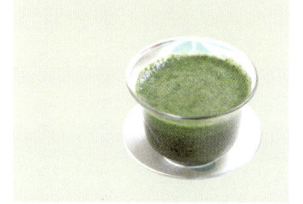

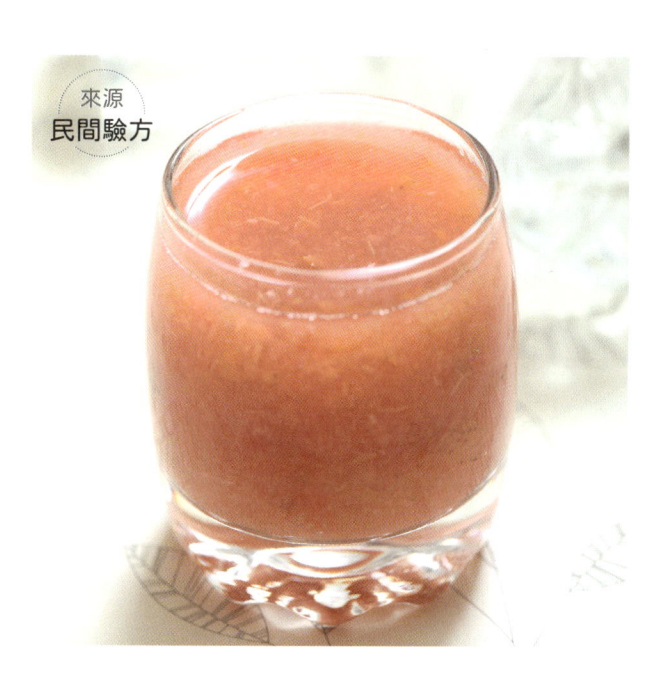

經常便祕

香油蜂蜜茶潤腸通便

排便次數每星期少於3次，糞便乾結且排便困難，即屬於便祕。便祕會引起痔瘡、直腸炎等肛腸疾病。出現便祕時，每天飲水量需維持1500~1700毫升，每星期維持150分鐘的運動，都能緩解便祕。飲食方面，適當多食用潤腸通便的食物，如香油、蜂蜜、菠菜、熟透的香蕉、火龍果、李子、奇異果等。

香油蜂蜜茶 \ 補虛潤腸助排便 /

材料 蜂蜜10克、香油2克
做法
❶ 蜂蜜倒入杯中，不停地攪拌使其起泡。
❷ 當泡沫變濃密時，一邊攪動一邊將香油緩緩倒入蜂蜜中，用低於60°C的水沖泡即可。
用法 每天早晨空腹飲用。

特別叮嚀 這道茶飲不可與韭菜同食。

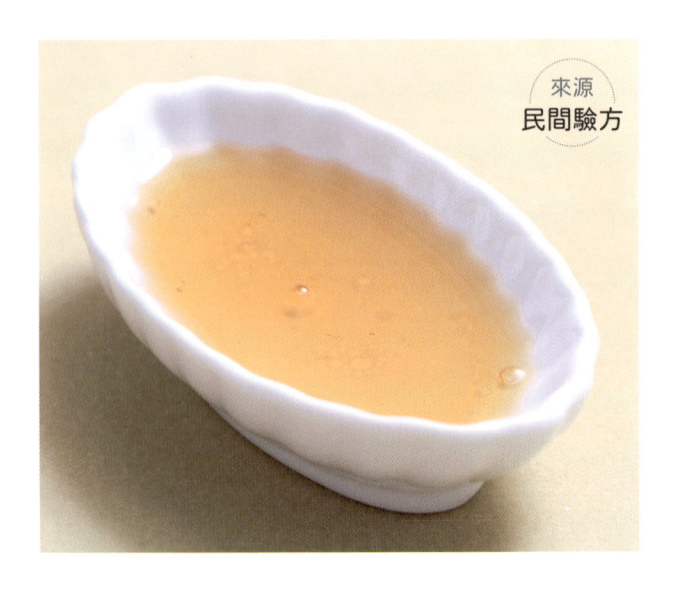

來源 **民間驗方**

香油中含有大量的油脂，有較好的潤腸通便效果，對便祕有輔助調理作用。蜂蜜補虛潤腸，與香油搭配，可以改善便祕，效果明顯。

同效小偏方

喝醋促進消化

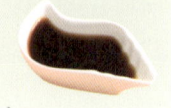

醋中含促進消化功能的酶類，能維持腸道內環境菌群平衡、調理便祕。取醋1大匙，每天早晨空腹飲用，接著喝1杯溫開水。當排便逐漸正常後，醋量可逐步減少，但一般不少於半湯匙。

慢性胃炎

薑韭牛奶羹整腸養胃

許多人由於工作壓力大、精神緊張，再加上三餐無規律，容易患上慢性胃炎，常見症狀是上腹部隱痛、脹痛或鈍痛等。慢性胃炎者生活中應注意保持好心情、適當運動。飲食方面，可食牛奶、湯粥、山藥、百合、紅豆等健脾養胃的食物。

薑韭牛奶羹 \ 溫中止嘔 /

材料 韭菜150克、生薑20克、牛奶150克
做法
❶ 韭菜、生薑洗淨，切碎，放入容器內搗爛。
❷ 用乾淨的棉布袋擰轉取汁液，再倒入小鍋內，加入牛奶，中火加熱煮沸即可。
用法 每天早晚各1次，趁熱服用。

特別叮囑 生薑性溫，有口乾舌燥、手足心熱的陰虛內熱者，忌食生薑。

《丹溪心法》記載：「韭菜汁二兩，牛乳一盞，上用生薑汁半兩，和勻溫服，效。治翻胃、積飲通用。」生薑解表止嘔，韭菜溫中行氣，薑韭牛奶羹能調理慢性腸胃炎。

來源《丹溪心法》

同效小偏方

桂花玫瑰茶養胃止痛

桂花溫胃散寒、玫瑰花可行氣解鬱、和胃止痛。二者搭配，可緩解胃痛不適。取桂花乾品3克、玫瑰花乾品3朵、冰糖適量，一起放入杯中，沖入沸水，蓋杯蓋悶泡3分鐘即可。

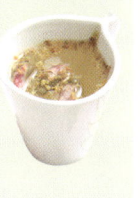

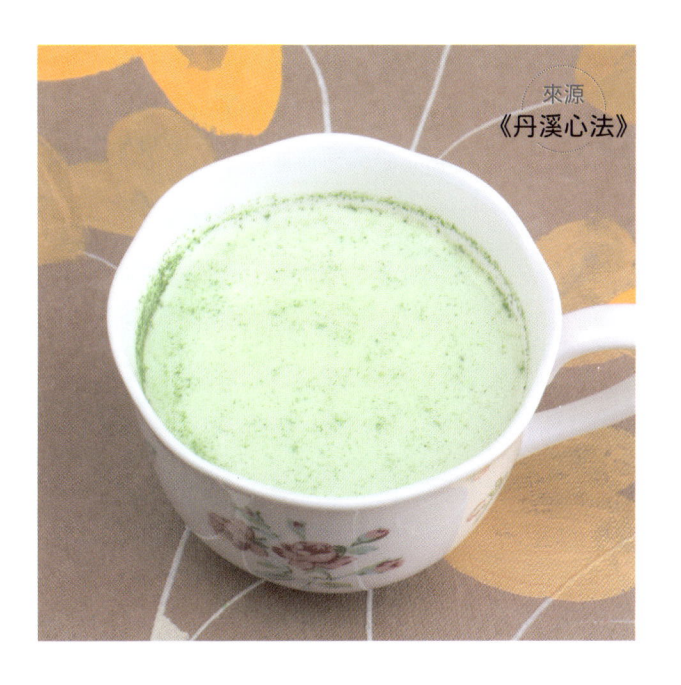

胃潰瘍

高麗菜湯緩解胃不適

胃潰瘍主要症狀為上腹的瞬間痛、燒灼痛、脹痛等，還可能伴有反酸、燒心（胃灼熱）、噯氣打嗝、噁心嘔吐等。胃潰瘍患者平時應清淡飲食，多吃易消化、有營養的食物，如蔬菜粥、魚湯等。此外，高麗菜、番茄、花生等食物，能幫助修復胃黏膜，可適當多吃。

中醫認為，高麗菜有散結止痛的功效。營養學認為，高麗菜含維生素B群、植物硫化物等，常食有助於緩解胃潰瘍、保護及修復胃黏膜。

高麗菜湯 \ 緩解胃潰瘍症狀 /

材料 高麗菜 150 克
調料 鹽、胡椒粉各適量
做法 高麗菜洗淨後切成片，放入鍋中，加適量水，用中火煮到菜變軟，再加鹽和胡椒粉調味即可。
用法 連湯帶菜食用。每天 1~2 次。

特別叮嚀 胃潰瘍患者應少喝咖啡、少食辛辣食品、戒菸，否則可能會加重反酸。

來源 民間驗方

同效小偏方

番茄沾白糖 增進胃腸蠕動

取番茄100克、白砂糖8克。番茄用開水汆燙後去皮，切片，裝入盤或碗中，將白砂糖放在番茄上拌勻即可，每天1次。血糖高者不宜加白砂糖，直接食用番茄即可。

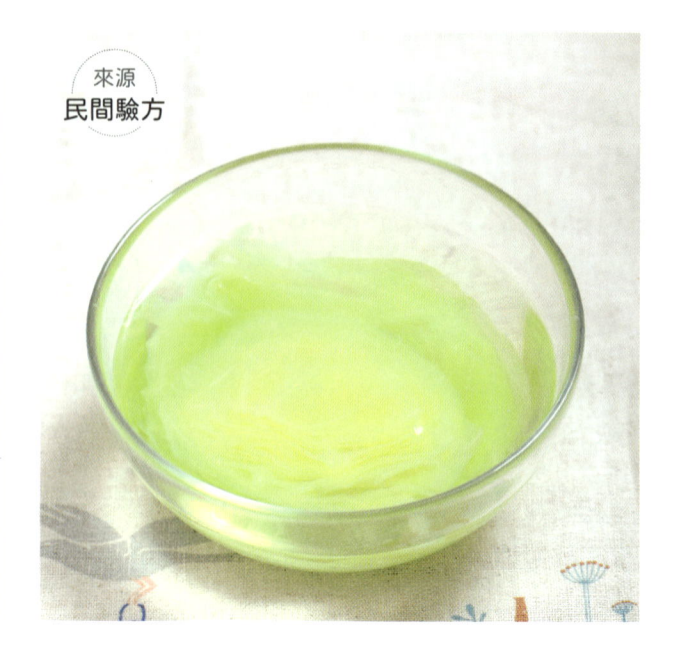

痔瘡便血

來杯耳芝飲清腸通便

痔瘡主要分為內痔、外痔及混合痔，是由於肛周靜脈曲張導致的血管團塊，通常伴有疼痛、瘙癢、出血、便祕等。痔瘡者每天應加強提肛運動來鍛鍊肛門括約肌，並注意肛門衛生。飲食上，適當多吃木耳、黑芝麻、無花果、李子等清腸通便的食物。

耳芝飲 \ 適用於內痔調理 /

材料 水發黑木耳 60 克、黑芝麻 60 克
做法
1. 水發黑木耳洗淨，瀝乾。
2. 取水發黑木耳 30 克、黑芝麻 30 克，放入鍋中，小火炒香後盛出，再放入剩下的黑木耳和黑芝麻，拌勻。
3. 每次取 15 克，用冷開水煮沸，關火悶 15 分鐘即可。

用法 代茶頻飲。

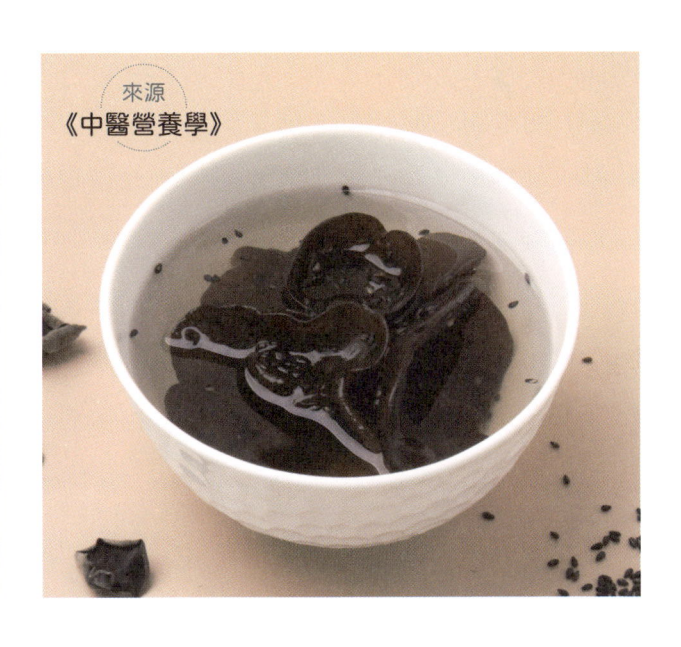

生黑木耳有「化」的作用，可以化瘀消腫；炒到微焦的黑木耳有「收」的作用，可以收斂止血，二者搭配黑芝麻飲用，有助於潤腸通便，適用於調理內痔。

同效小偏方

無花果蜂蜜飲暖胃止痛
此方能刺激腸道、順暢排便，進而有效調理痔瘡。取鮮無花果 10 個、白砂糖適量、蜂蜜適量。將無花果切片後入鍋，加適量水、白砂糖，用小火煮軟，加蜂蜜拌勻。每天吃 1~5 片效果更佳。

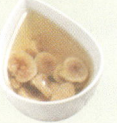

來源《中醫營養學》

健脾胃調貧血

紅豆花生湯養心補血

貧血症狀為四肢無力、皮膚蒼白、呼吸困難、頭暈、頭痛、注意力不集中等，嚴重時還會發生暈眩。中醫認為，血液的生成，是以脾胃從飲食水谷攝取的精微物質為基礎，所以，貧血的人應先調理脾胃虛弱，建議食用花生、紅棗、菠菜、豬肝、牛肉等食物。

> 花生皮能達到養血止血的作用，和紅棗、紅豆搭配煮湯，可增加營養、補血健脾。

紅豆花生湯 \ 調理脾胃 /

材料 帶皮花生40克、紅棗40克、紅豆40克

做法 帶皮花生、紅棗和紅豆一起加1500毫升水，煮至紅豆煮熟即可。

用法 佐餐或單獨食用，喝湯吃紅棗、紅豆，每天1次，連續喝3~5天。

特別叮嚀 將花生放入熱水中汆燙一下，更容易剝除花生皮，紅豆最好提前一晚浸泡，更容易煮熟軟。

來源 民間驗方

同效小偏方

豬肝菠菜湯養血補虛

取豬肝片50克、菠菜150克、薑絲適量。豬肝片汆燙；菠菜洗淨後切段，汆燙。鍋熱放油，用小火爆香薑絲，加適量水和鹽煮沸，放入菠菜、豬肝片煮熟。每星期食用3次即可。

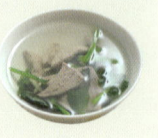

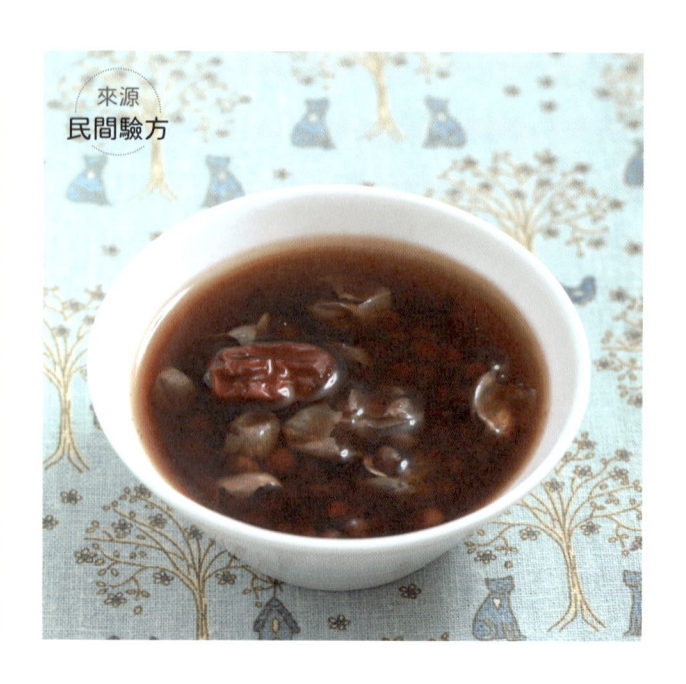

心血虛失眠

酸棗仁茶改善失眠和易醒

心血虛失眠症為淺眠、容易醒、心悸、神志不安、食欲缺乏等。調養失眠主要以調氣血、養心神、舒暢情志為主。飲食上，酸棗仁、紅棗、龍眼肉、蓮子、山藥等，都是調養心血虛失眠的佳品。

> 酸棗仁性平，味甘、酸，有養肝寧心、安神斂汗的功效，適用於由心肝血虛引起的心煩不安、心悸怔忡、失眠等。

酸棗仁茶 \ 養心安神 /

材料 酸棗仁 100 克
做法 酸棗仁用小火炒熟，再研磨成粉末。
用法 每晚取10克加適量溫開水，拌勻。

特別叮嚀 腹瀉時不宜食用此方。

來源：民間驗方

同效小偏方

龍眼紅棗粥
養心安神

取龍眼 10 顆、紅棗 10 顆、蓮子 15 克、糯米 80 克。所有食材處理乾淨後放入砂鍋，加入適量水，大火煮沸後轉小火煮成粥即可。每天食用 1 次。

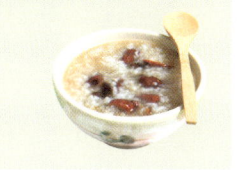

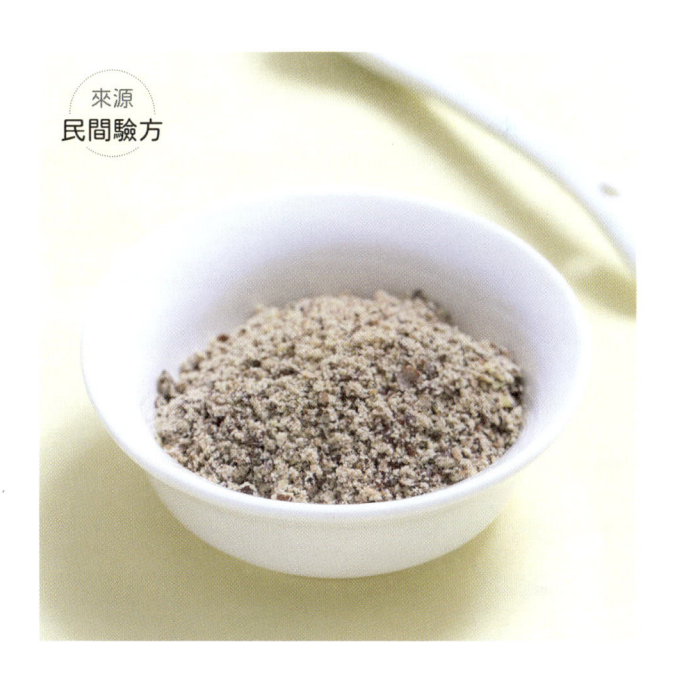

陰虛失眠

蓮子安神茶清心除煩

疲勞過度、久病體虛、肝腎損傷等，常易導致陰虛失眠，主要症狀為手腳心發熱、睡覺出汗、頭暈耳鳴、腰膝酸軟、口乾舌燥等。調養陰虛失眠，可用滋陰去火的小偏方，例如：蓮子安神茶、龍眼米糊。

蓮子安神茶 \ 清心去火、除煩安神 /

- **材料** 蓮子芯1.5~3克、綠茶3克
- **做法** 蓮子芯、綠茶一起放入杯中，倒入沸水，蓋杯蓋悶泡3~5分鐘即可。
- **用法** 代茶飲。頭暈目眩、煩躁不安、睡眠不佳時飲用，效果更佳。

特別叮囑 脾胃虛寒者，不宜飲用此方。

《中醫婦產科辭典》記載：「心肝火旺經行情志異常：蓮子芯少許，泡茶飲服。」蓮子茶有養心安神、清心除煩的作用。

來源《中醫婦產科辭典》

同效小偏方

龍眼米糊減少焦躁

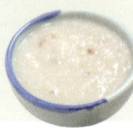

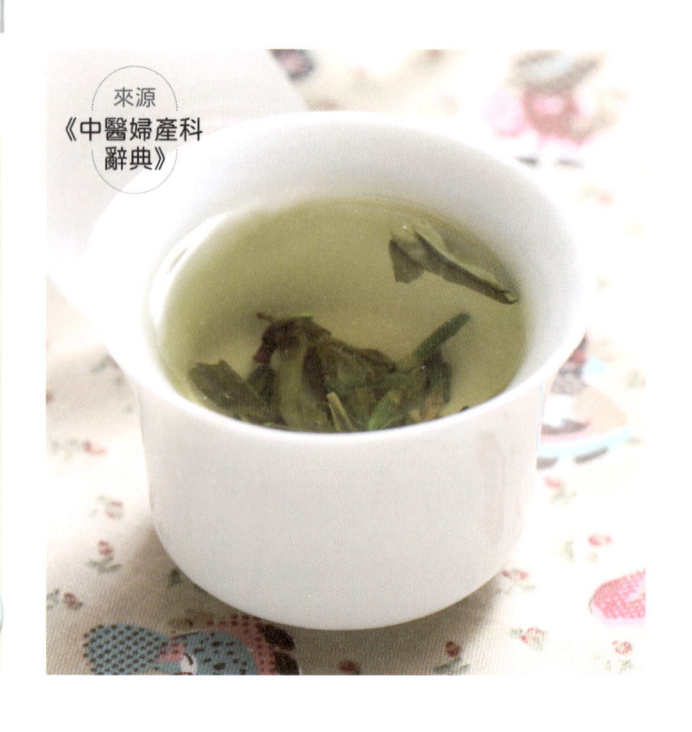

此方具養血安神、補益心脾的功效。取龍眼肉15~20克、白米50克。白米洗淨後放入砂鍋，加入適量水烹煮，白米快熟時放入龍眼肉煮沸，加適量白砂糖即可。此方空腹食用，每天2次，10天為一個療程。

肝火旺易失眠

玫瑰月季花茶疏肝解鬱

肝火上炎型失眠的原因為肝氣鬱結、陰虛火旺以及較大的生活壓力和精神壓力，不良的作息和飲食習慣等，除了失眠以外，還有口乾口苦、頭暈心煩等症狀。這類失眠的調養應遵循疏肝解鬱、濡養心神的原則，可用玫瑰花、月季花、合歡花等清心安神的藥食調理。

玫瑰月季花茶 \ 疏肝解郁、改善睡眠 /

材料 玫瑰花乾品6克、月季花乾品6克
做法 將玫瑰花、月季花放入杯中，倒入沸水，蓋杯蓋悶泡10分鐘即可。
用法 代茶頻飲。

特別叮囑 月季花、玫瑰花都用乾品，在茶葉店或超市可以買到，注意要選擇不含硫的。

如果經常半夜醒來睡不著，而且夢特別多，那是肝火擾亂了睡眠，喝玫瑰花茶可以調理。如果肝火比較重，則可加入月季花。

來源
民間驗方

同效小偏方

**合歡解鬱茶
除肝火與煩躁**

取合歡花乾品3克、山楂乾品3克，一起放入杯中，倒入沸水，蓋杯蓋悶泡8分鐘即可飲用。

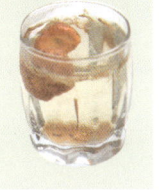

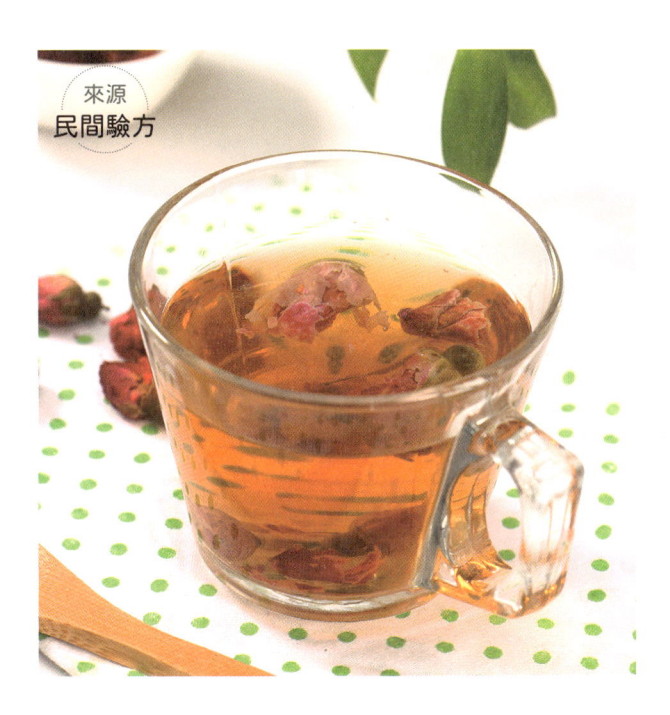

結膜炎

蒲公英湯減輕眼睛不適

中醫認為，結膜炎多因濕熱邪毒侵襲所致，症狀常有結膜充血、分泌物增加、出現異物感、畏光、流淚及視力下降。改善結膜炎應以清熱解毒、涼血瀉肝火為原則，建議使用蒲公英湯薰洗眼睛或食用銀耳清茶飲等小偏方來緩解。

蒲公英湯 \ 緩解結膜炎不適 /

材料 蒲公英 10~15 克
做法 蒲公英和適量水放入鍋內，以大火煮沸。
用法 代茶飲的同時，可用藥汁薰洗眼睛，每天2~3次。

特別叮囑 脾胃虛弱者不宜使用，用量也不宜太多，且不宜冷飲，以免導致腹瀉。

> 《醫學衷中參西錄》治眼科方載蒲公英湯：「治眼疾腫疼，或努肉遮睛，或赤脈絡目，或目睛脹疼，或目疼連腦，或羞明多淚，一切虛火實熱之證。鮮蒲公英四兩。上一味煎湯兩大碗，溫服一碗。餘一碗乘熱薰洗。」

來源《醫學衷中參西錄》

同效小偏方

銀耳清茶飲清熱解毒
此茶清熱解毒、潤肺清腸，能輔助調理眼乾症狀。取水發銀耳20克、清茶5克、冰糖8克。銀耳洗淨後，與清茶、冰糖一起加水煮湯。食銀耳、喝湯，日常可頻食。

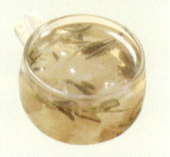

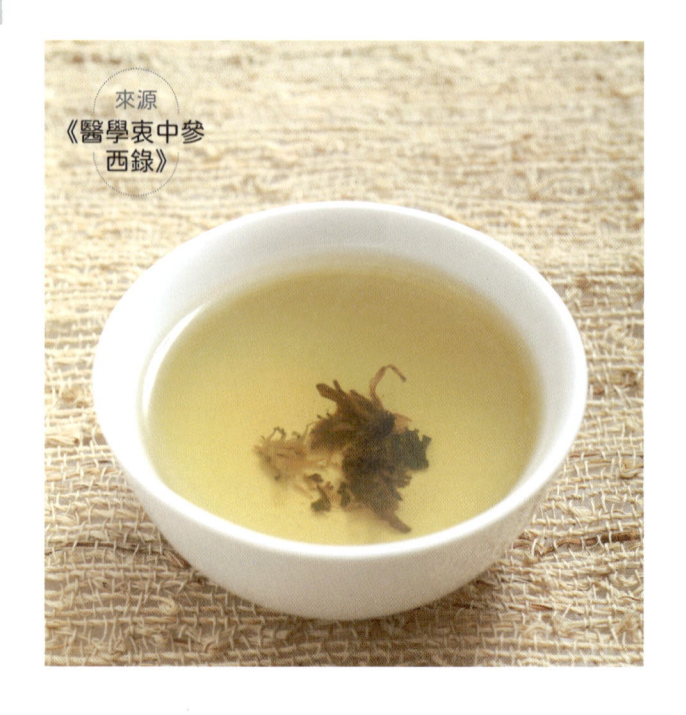

牙痛難忍

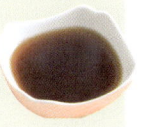

白酒花椒水舒緩牙痛

牙痛原因多與牙齦、牙周局部組織疾患及飲食不當等有關，主要症狀是牙痛、牙齦腫脹、咀嚼無力等，嚴重時會影響進食、睡眠。牙痛時，含漱白酒花椒水、茶葉醋汁，有助於緩解疼痛。

白酒花椒水 \ 消毒止痛 /

材料 花椒 10 克、白酒 50 克

做法

1. 花椒放入鍋中，加入適量水，大火煮沸後轉小火煮 5 分鐘。
2. 再加入白酒煮片刻，關火後自然冷卻，撈除花椒，將白酒花椒水倒入杯中。

用法 牙痛時，用棉簽沾花椒水放在牙痛的部位，用牙緊咬住即可。對白酒過敏者慎用。

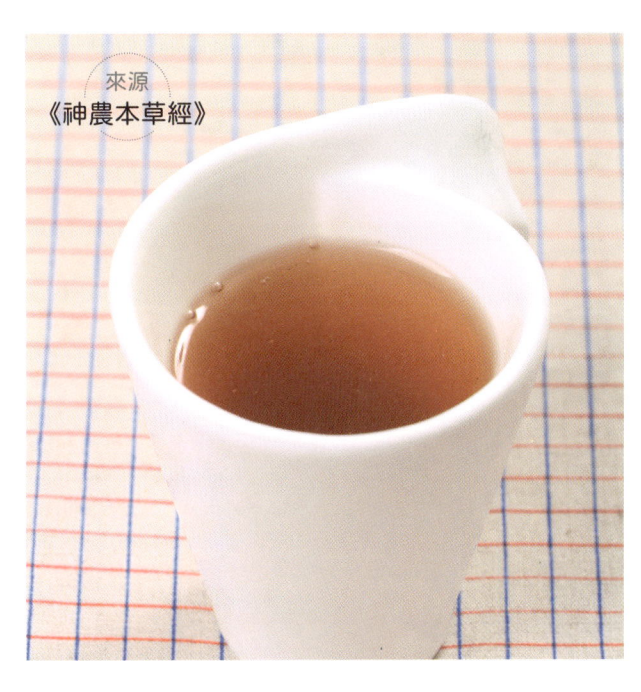

《神農本草經》記載：花椒「味辛、溫，主風邪氣，溫中，除寒痹，堅齒髮，明目。」花椒可溫中散寒、除濕止痛、殺蟲止癢，白酒有助於溶解出花椒中的有效成分，二者搭配是消毒解痛的良方。

來源《神農本草經》

同效小偏方

茶葉醋汁防齲固齒止痛

茶水中含有氟和茶多酚等成分，搭配醋，不僅有助於防齲固齒，而且能消毒殺菌、活血止痛。取茶葉 3 克、醋 1 杯。將茶葉放入鍋中，加入適量水，加熱煮沸，去渣取汁，加醋拌勻，每天含漱 2 次。

牙齦腫痛

金銀花茉莉茶消腫止痛

牙齦腫痛，一般發生在吃太多辛辣刺激性食物導致上火。熬夜、工作壓力大、著涼等也可能引起牙齦腫痛。其症狀為牙齒根部疼痛、牙齦感染炎症，導致臉部腫脹、頭痛等。出現牙齦腫痛，建議用金銀花茉莉茶、胡椒粉煮雞蛋等小偏方來緩解不適。

金銀花味甘、性寒，氣味芳香，清熱而不傷胃，芳香又可祛邪；茉莉花有行氣止痛、解鬱散結的作用。二者搭配，具有清熱解毒、緩解牙齦腫痛的功效。

金銀花茉莉茶 \ 清熱解毒、消腫止痛 /

材料 金銀花乾品 5 克、茉莉花乾品 5 克
做法 金銀花、茉莉花一起放入杯中，倒入沸水，蓋杯蓋悶泡 5 分鐘，放置微溫即可飲用。
用法 飲用或漱口。

來源 民間驗方

同效小偏方

胡椒粉煮雞蛋緩解牙痛

此方對受寒涼引起的虛火牙痛調理效果好。取雞蛋 1 個、白胡椒粉 3 克。鍋內加水，中火煮沸，雞蛋打入鍋內，煮成荷包蛋，起鍋時撒適量胡椒粉即可。每天吃 1~2 次。

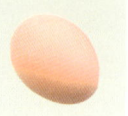

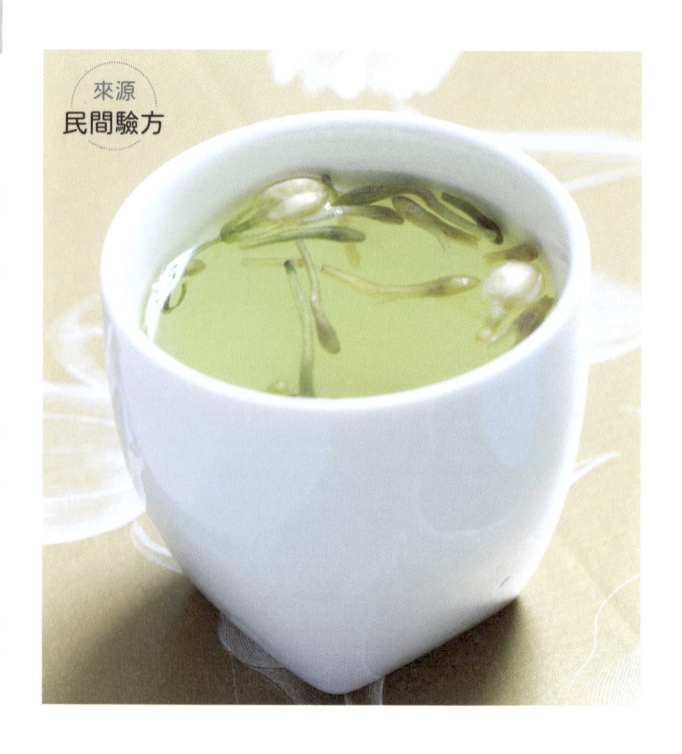

香港腳

白醋泡腳殺菌效果好

香港腳是一種常見的真菌感染性皮膚病，多因皮脂缺乏、汗腺豐富、足部潮濕，或使用公共浴池、公用拖鞋等引起真菌生長繁殖，從而導致腳趾間或趾掌面潰爛泛白、起皰、乾燥、脫皮等。日常應穿透氣性好的鞋襪、勤洗腳，單獨使用泡腳盆、毛巾、拖鞋。此外，白醋泡腳或食薏米粥，對於緩解香港腳症狀能達到好效果。

> 白醋具有殺菌的功效，可幫助預防和改善灰指甲、香港腳。此外，用白醋泡腳還可以防止皮膚乾裂，並促進好眠。

白醋泡腳 \ 殺菌防香港腳 /

材料 熱水 2500 毫升、白醋 30 毫升
做法 每晚睡前將2500毫升40°C左右的熱水倒入盆中，加白醋，浸泡雙腳，淹沒踝關節。
用法 每次浸泡15~20分鐘即可。

來源 民間驗方

同效小偏方

薏米粥 改善香港腳

取薏米 100 克、白米 50 克。材料洗淨後放入鍋內，加入適量水，大火煮沸後轉小火煮至粥稠即可。每天食用 1 次。

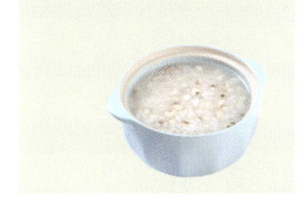

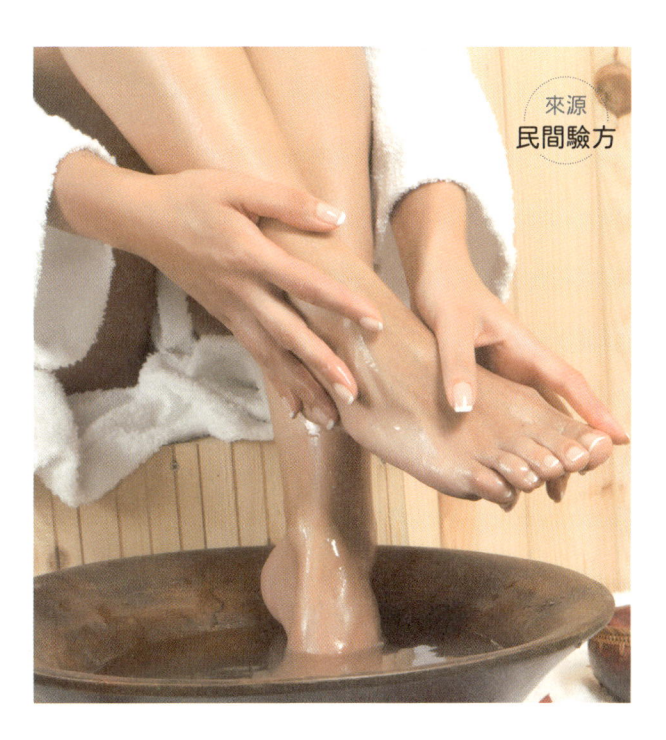

足跟乾裂

香蕉甘油外塗滋潤足跟

中醫認為，足跟乾裂屬於皸裂瘡、乾裂瘡等範疇，主要是由於冬季足跟部受風寒侵襲而引起血脈不順暢，導致皮膚失去養分，經過反覆的摩擦而皸裂，症狀為足跟部皮膚粗糙、乾裂等。香蕉甘油或黃豆末凡士林外塗，可以補充皮膚油脂，預防和緩解足跟乾裂。市面上有適合的身體乳也可使用。

香蕉甘油 \ 有效緩解足跟乾裂 /

材料 香蕉1根、甘油10毫升

做法 香蕉去皮後放在容器中，搗成泥狀，與甘油拌勻。

用法 開裂處用溫水洗淨，將香蕉泥塗抹在患處，反覆搓揉，每天1次，連續使用1星期即可。

特別叮嚀 可以在腳跟處塗抹厚厚一層身體乳或乳液，用保鮮膜包住，再穿上襪子。輕度的足跟乾裂可包裹2小時，比較嚴重的可以包裹一晚。一星期左右能見效。

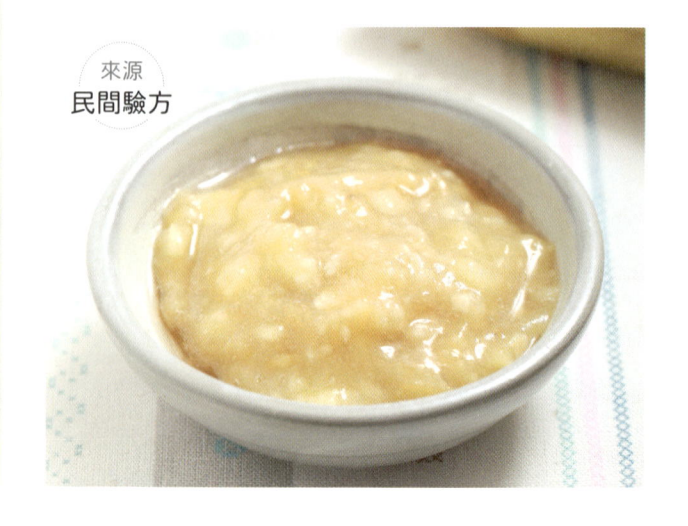

來源 民間驗方

冬季寒冷乾燥，預防足跟乾裂尤其重要，需維持足部皮膚溫暖滋潤。經過驗證，香蕉輔以甘油塗抹於足跟，對於皸裂、乾燥、粗糙等，有一定的預防和緩解作用。

同效小偏方

黃豆末凡士林促進皮膚新生

取黃豆100克、凡士林200克。將黃豆洗淨後晾乾，研磨成細末，與凡士林拌勻，塗在洗乾淨的皮膚裂口上，用紗布包好，每天換1次，持續外塗幾天可改善。

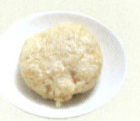

雞眼

敷烏梅醋緩解雞眼不適

雞眼多由長期穿不合適的鞋襪、長時間的行走或站立等導致。常發生在腳心或腳趾間，形狀透明渾圓，中間有綠豆大小的顆粒，左右腳常對稱出現。穿合適的鞋襪、減少壓迫或摩擦，是預防和緩解雞眼的重要方法。另外，可以使用丁香肉桂、烏梅醋等小偏方幫助調理。

烏梅醋 \ 幫助去除惡肉 /

材料 烏梅6克、白醋30毫升

做法 烏梅和白醋放入杯中，浸泡1星期，用時取烏梅肉，磨成糊狀。

用法 熱水浸洗患處，削平患處表層，取烏梅肉糊敷在雞眼處，用紗布固定，每天換1次。7天為一個療程，一般兩個療程能見效。

來源《神農本草經》

《神農本草經》記載：烏梅「主下氣，除熱煩滿，安心，肢體痛，偏枯不仁，死肌，去青黑痣、惡肉。」因此用醋拌烏梅肉，對於去除死肉、角質，有良好的效果。

同效小偏方

韭菜汁
輔治雞眼

將連根韭菜洗淨，切碎，用研缽磨碎後，用紗布濾汁，塗抹在雞眼的部位，每天1次，維持10天有效果。

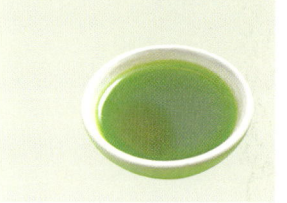

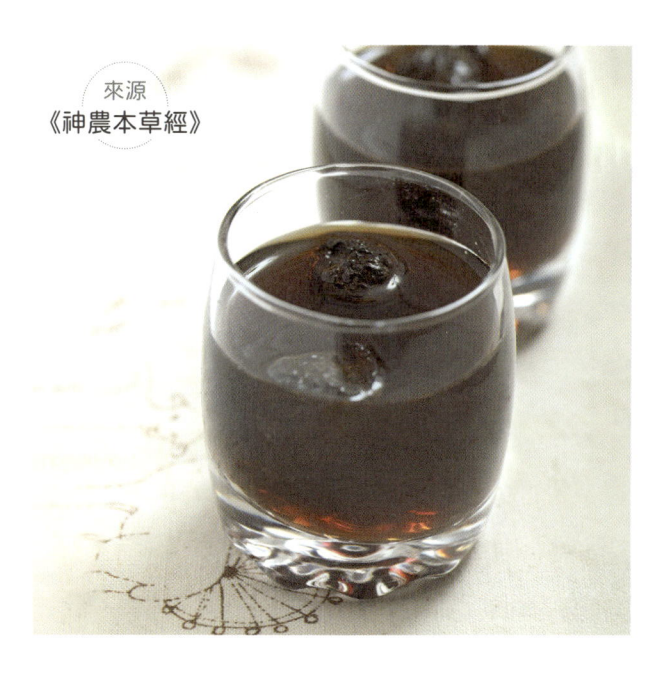

凍瘡

橘皮生薑汁活血止痛

凍瘡是人在寒冷、潮濕等刺激下產生的身體損傷，症狀爲局部皮膚紅腫、潰爛、瘙癢或產生灼熱感，主要發生在耳朵、鼻子、手、腳等血液循環較差的部位。中醫認爲，凍瘡應以活血通脈、溫經散寒的原則進行調理，建議使用橘皮生薑汁、塗抹芝麻葉汁來緩解不適。

橘皮生薑汁 \ 散寒止痛、促進血液循環 /

材料 煎茶：鮮橘皮 5 克、生薑片 3 克
泡洗：鮮橘皮 60 克、生薑片 30 克
做法 鮮橘皮和生薑片放入鍋中，加適量水，大火煮沸後轉小火煮 15 分鐘即可。

用法
❶ 放涼至溫熱飲用。
❷ 將橘皮和薑片取出，待水溫降至皮膚能忍受的溫度，將患處在水中浸泡20分鐘，每晚1次。

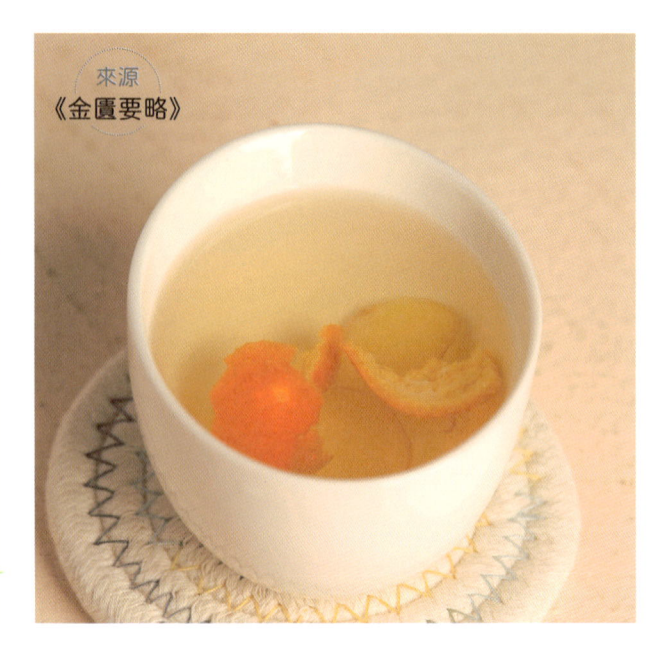

來源《金匱要略》

《金匱要略》記載：「乾嘔，噦，若手足厥者，橘皮湯主之。橘皮湯方：橘皮四兩、生薑半斤。上二味，以水七升，煮取三升。溫服一升，下嚥即愈。」其中，「手足厥」就是指四肢寒冷，嚴重的會發生凍瘡。橘皮加生薑搭配煎煮，可幫助加速血液循環，具活血散寒、消腫止痛的功效。

同效小偏方

芝麻葉汁潤燥生肌
取芝麻葉適量，洗淨後搓取汁，在生過凍瘡的皮膚上反覆塗抹，每次20分鐘，讓葉汁在皮膚上留1小時再洗淨，每天1次，連續抹1星期，可以減少冬天生凍瘡的機率。

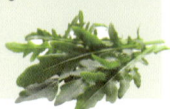

CHAPTER
3

緊急時刻緩解法

暈車・流鼻血・中暑・腰部扭傷・腿抽筋・
蚊蟲蜂叮咬……

暈車暈船

生薑片貼肚臍預防頭暈噁心

暈車是指在坐車或坐船時，出現頭暈目眩、噁心、冷汗甚至嘔吐等症狀，尤其是汽車急剎車、急轉彎或輪船遇風浪搖盪得特別厲害時。容易暈車的人，在坐車之前不要吃太飽，保持良好的心情、充足的睡眠，也可以使用生薑片貼於肚臍、擠壓橘皮噴鼻等偏方，來預防及緩解。

> 生薑有「嘔家聖藥」之譽，具有解表散寒、溫中止嘔的功效，不僅對預防暈車、暈船有效，對頭痛也有緩解作用。

生薑片貼肚臍 ＼減輕暈車暈船時的噁心／

材料 生薑2片

用法

❶ 生薑片貼於肚臍眼處（神闕穴），然後用紗布或止痛膏布固定。

❷ 按照男左女右的原則，在手上內關穴處再貼一片生薑片，用紗布或手帕包紮固定。

來源 民間驗方

生薑片

內關穴

神闕穴

同效小偏方

橘皮理氣和胃止嘔

橘皮辛散通溫，氣味芳香，可幫助緩解噁心。取適量新鮮橘皮洗淨，在乘車乘船前1小時，表面朝外向內對折，對準鼻孔，用手指擠壓，將噴射出的芳香油霧吸入鼻孔。

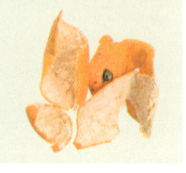

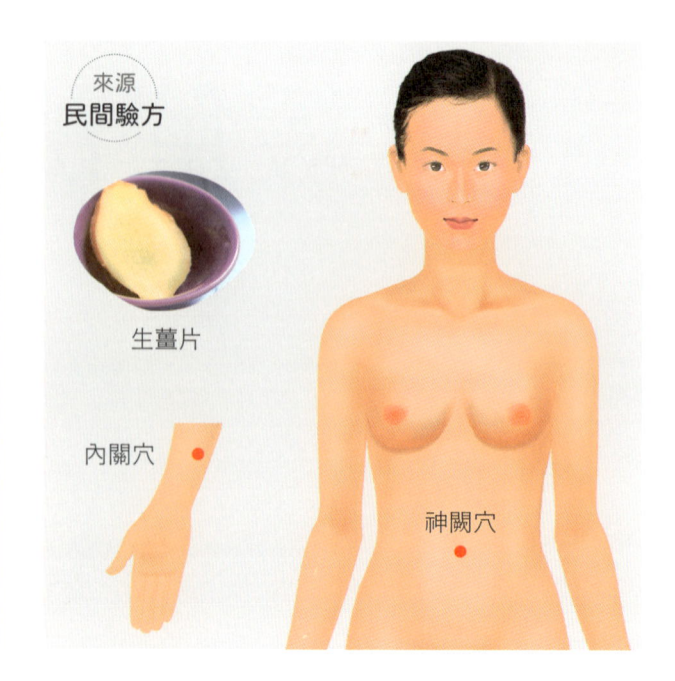

水土不服

蜂蜜水改善外出不適

人體具有順應自然、自我保護的本能，有時因出差、旅遊等，到了與原本生活差異較大的地方，例如：氣候、環境、飲食習慣等，可能會出現水土不服，主要症狀為長痘、無力、失眠、胸悶、皮膚過敏、嘔吐、腹瀉等。因此外出時，儘量飲食清淡，勿暴飲暴食，對從未嘗試過的食物應慎選。若出現水土不服時，可用蜂蜜水、藿香正氣水來緩解不適。

蜂蜜水 \ 潤腸、安眠 /

材料 蜂蜜適量
用法
蜂蜜用溫開水沖泡飲用即可。

> **特別叮囑** 蜂蜜宜用 40~60℃的水沖泡，其營養成分能完整保留，也更容易被人體吸收。此外，1歲以內的兒童不宜飲用蜂蜜。

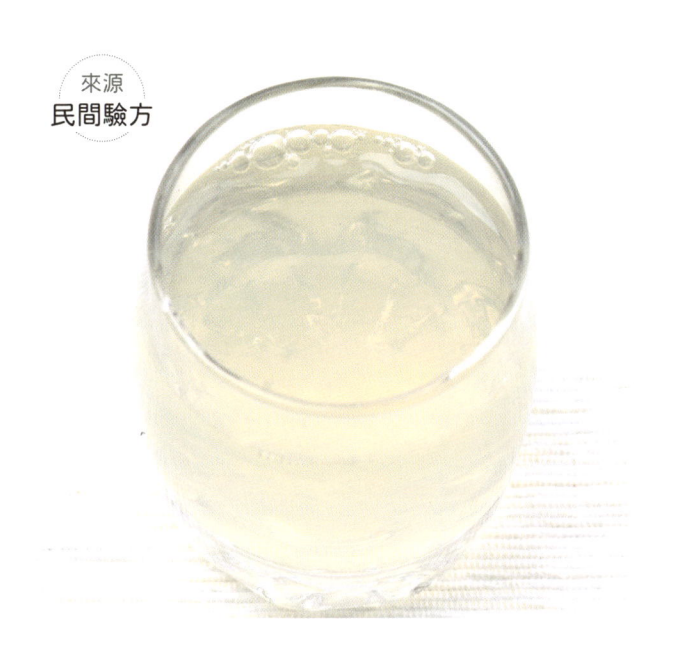

消化不良、失眠、便祕等，都是水土不服的常見症狀。蜂蜜有潤腸通便、鎮靜安眠的功效，如在外地出現這類情況，可以使用蜂蜜水來緩解。

來源 民間驗方

同效小偏方

藿香正氣水緩解腹痛腹瀉

藿香正氣水出自宋代的《太平惠民和劑局方》，有緩解頭痛、腹痛、腹瀉等功效，能祛除體內邪氣，中藥店即可買到。使用時搖勻，口服5~10毫升，每天2次。

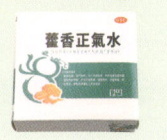

流鼻血

按摩迎香穴止鼻血

常引發鼻出血的原因很多，如摳鼻導致鼻黏膜損傷、鼻子炎症、環境乾燥等。如果只是少量出血或鼻涕帶血，一般不需要特別處理；如果出血量較大，切忌仰頭，可按摩迎香穴，用手指捏緊雙側鼻翼來止血；如果血流不止，應及時就醫。生活中保持室內空氣濕度和鼻腔黏膜濕潤，避免用手摳鼻。

迎香穴有開通鼻竅、迎聞香臭的功效，故名「迎香」。按摩迎香穴有助於改善局部血液循環，預防鼻塞、鼻出血，還能預防臉部神經麻痺症。

按摩迎香穴 \ 緩解鼻出血 /

取穴 鼻翼旁的鼻唇溝凹陷處。
方法
將雙手的食指指腹放於左右穴位上，對稱進行按揉。每穴按摩 5 分鐘，每天早晚各按摩 1 次。

特別叮嚀 按摩時力道必須適度，最好由輕漸重。

來源 民間驗方

迎香穴

同效小偏方

鮮藕汁涼血止血

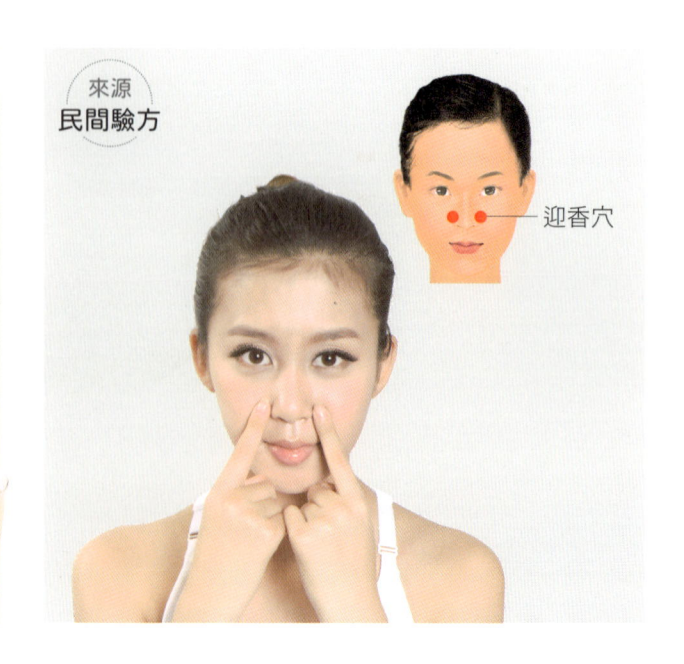

《本草經疏》記載：「藕，生者甘寒，能涼血止血、除熱清胃，故主消散瘀血、吐血、口鼻出血……。」取蓮藕200克，去皮後切片，與適量冷開水放入調理機中，攪打均勻成汁，每天喝1~2次，每次1小杯，連續喝5~7天。

打嗝止不住

老刀豆生薑水緩解虛寒打嗝

打嗝又稱呃逆,是由膈肌痙攣收縮所引起,發出的聲音急而短促。出現打嗝大部分與吃得太快、太飽,食用過熱或過冷的食物等有關,外界溫度變化和抽菸頻繁也會引起打嗝。偶爾打嗝可以用憋氣、彎腰喝水來止嗝。打嗝較頻繁的時候,建議使用老刀豆生薑水、荔枝灰來緩解。

《本草綱目》記載:刀豆「溫中下氣,利腸胃,止呃逆,益腎補元。」刀豆具有暖脾胃、下氣、益腎、補充元氣的功效,適用於氣滯、打嗝等症狀。

老刀豆生薑水 \ 舒緩虛寒呃逆 /

材料 帶殼老刀豆30克、生薑3片
調料 紅糖適量
做法
帶殼老刀豆、生薑分別洗淨,放入鍋內,加適量水,大火煮沸後去渣,加紅糖拌勻即可。
用法 每天分2次飲用。

特別叮嚀 胃熱煩渴、口乾者應慎用。

來源 民間驗方

同效小偏方

荔枝灰理氣止打嗝

荔枝味甘甜,有和胃降逆的作用,荔枝核有理氣、散結、止痛的功效,可止打嗝。取荔枝3個,連皮帶核炒成灰,研磨成細末待用。用白開水沖服,連續喝數次即可。

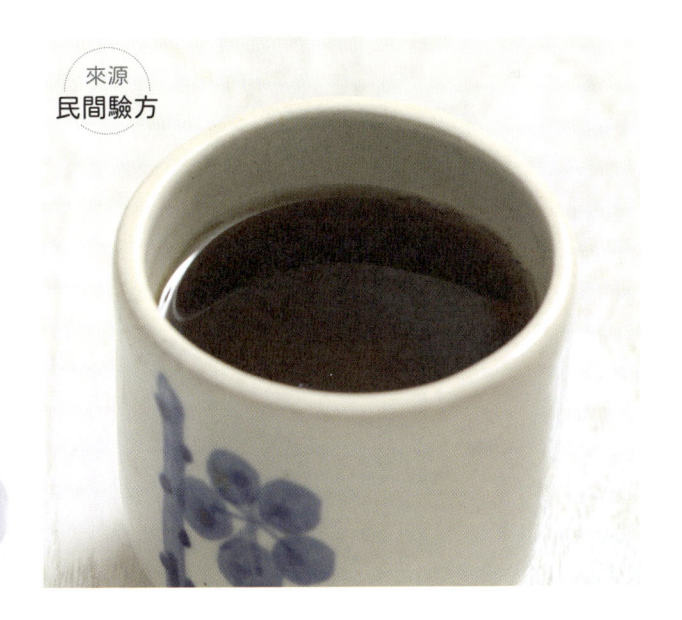

輕度燙傷

一碗米醋鎮靜止痛

燙傷是指身體因接觸沸水、熱油、燒熱的金屬等高溫物體導致的皮膚損傷。局部創傷較小的輕度燙傷，會出現輕度的紅、腫、熱、痛，若沒有水泡，可立即用冷水沖洗，再使用米醋、新鮮葡萄等敷在燙傷處。對於劇痛、有水泡、水腫明顯的大面積燙傷，宜儘早送醫院治療。

米醋 \ 殺菌、消毒、止痛 /

材料 白醋（米醋）適量、厚紙巾 1 張

做法

❶ 燙傷後，用流水沖洗 10~15 分鐘，再用醋擦洗燒燙傷處。

❷ 將厚紙巾疊好，放入醋中浸泡，拿起來後敷於患處。

用法 每隔一段時間往厚紙巾上淋一些醋，以保持濕潤，待 10~20 分鐘即可達到止痛效果。

> 白醋（米醋）有殺菌、醒脾開胃、增進食欲的作用，外用於輕度燙傷，可幫助鎮靜止痛。

來源 民間驗方

同效小偏方

敷葡萄泥緩解燙傷疼痛

取適量新鮮葡萄洗淨，去籽後放入容器中，搗爛成泥，直接敷於燙傷處，藥乾後再換，疼痛可得到緩解。

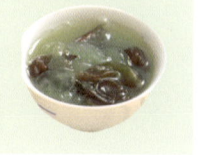

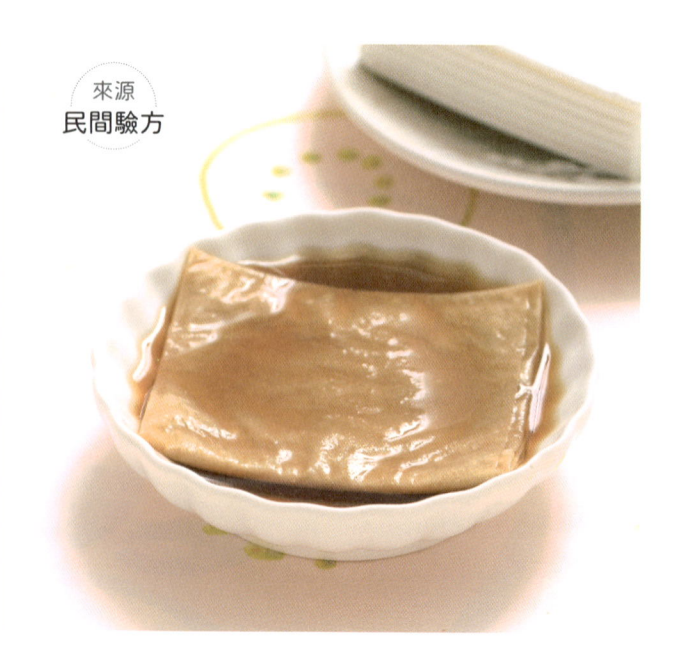

曬傷

牛奶冷敷清涼修復肌膚

曬傷是皮膚受強烈的紫外線刺激而出現的急性損傷，症狀為日曬部位的皮膚出現紅腫、灼熱感，可以用牛奶或西瓜皮冷敷來緩解。如果出現嚴重曬傷，發生水泡，伴有瘙癢、灼痛或刺痛感，並出現發熱、頭痛、噁心、嘔吐等症狀，應及時就醫。

牛奶冷敷 \ 消腫鎮靜 /

材料　冷藏的牛奶適量
做法　用冷藏的牛奶將乾淨的小毛巾或紗布浸濕，擰乾至不滴水，敷在曬傷的皮膚上即可。
用法　每隔 5 分鐘浸泡一次牛奶，敷 30~60 分鐘，一天敷 2~3 次，持續 3 天左右。

特別叮囑　如果沒有冷藏的牛奶，可以用牛奶泡冰開水進行冷敷。曬傷後不能再碰熱水，也不宜用肥皂、沐浴乳等刺激皮膚，請暫時不要使用護膚產品。

> 冷敷的目的是降低被高溫灼熱的皮膚溫度，達到清涼修復的效果，進而鎮痛。使用冰牛奶冷敷，有助於緩解皮膚曬傷。

同效小偏方

西瓜皮舒緩曬傷的皮膚

將西瓜皮切成小薄片，放入冰箱冰鎮 10 分鐘，取出，敷在曬傷的部位，輕輕擦拭，可達到較好的消炎、殺菌功效，能鎮靜、舒緩肌膚疼痛。

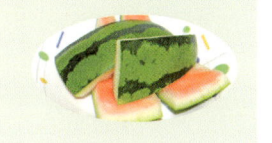

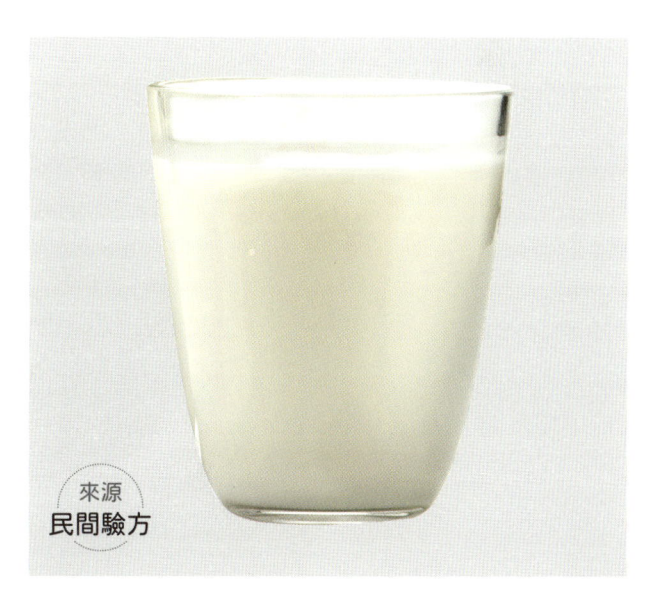

來源　民間驗方

腰部扭傷

冬瓜皮酒活血止痛

日常生活中，姿勢不正確或用力不當，容易引起腰部扭傷。扭傷後應臥硬床休息；24小時內可冷敷以減輕疼痛；24小時後可局部熱敷，促進血液循環；同時可使用冬瓜皮酒、紅花炒雞蛋等小偏方來緩解。輕微的腰部扭傷，休息1~2天，配合冷敷和熱敷，原則上都會好轉，如果疼痛持續或越來越嚴重，應儘早就醫。

冬瓜皮酒 \ 理氣、活血、止痛 /

材料 冬瓜皮30克、白酒適量

做法 冬瓜皮洗淨，小火炒灰存藥性，研磨成細末備用。

用法 用白酒沖服，每天1次，每次服6克，3~5天為一個療程。

特別叮囑 因營養不良而導致的虛腫之人慎用。白酒用量要適度，不勝酒力者、對酒精過敏者不能飲用。

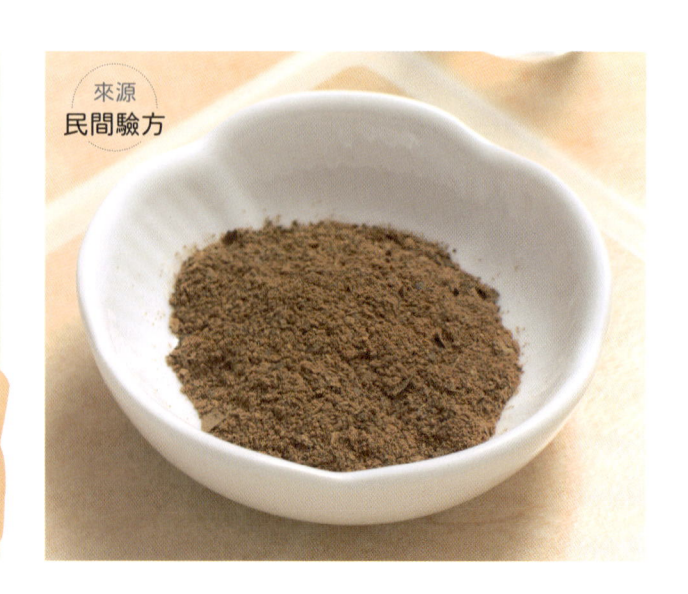

來源：民間驗方

《本草綱目》中說：冬瓜皮「主驢馬汗入瘡腫痛，陰乾為末塗之，又主折傷損痛。」冬瓜皮性涼、味甘淡，具有清熱利水、消腫止痛的功效，幫助調養腰部扭傷。

同效小偏方

腰部扭傷按壓腧穴

腰部扭傷後，可用大拇指交替按壓腰痛點這四個腧穴（左右手各2個），至局部產生明顯的酸脹感，能減輕疼痛。腰痛點位於手背食指與中指之間，以及無名指與小指之間，手腕橫紋與掌指關節的中點處。

跌打損傷

白酒絲瓜末消腫止痛

跌打損傷主要指因跌倒、敲打等造成的軟組織損傷、外傷腫脹疼痛、皮肉破損出血，多以疼痛、腫脹為主要症狀。發生跌打損傷，應立即冰敷處理，使血管收縮、止血消腫，再用適合的藥物治療。輕度的跌打損傷，建議用白酒沖服絲瓜末、吃三七蒸雞來緩解。

白酒絲瓜末 \ 緩解跌打損傷疼痛 /

材料 絲瓜絡 1 個、白酒適量
做法
1. 絲瓜絡洗淨後切片，曬乾，放入不鏽鋼鍋中。用小火炒成棕黃色。
2. 取出後研磨成粉末，裝入密封罐備用。

用法 用白酒沖服，每天 2 次，每次服 3 克，連續飲用 3 天。酒精過敏者禁用。

特別叮嚀 四肢出現跌打損傷，可用絲瓜粉末加白酒調勻，敷於患處，每天換 1 次。

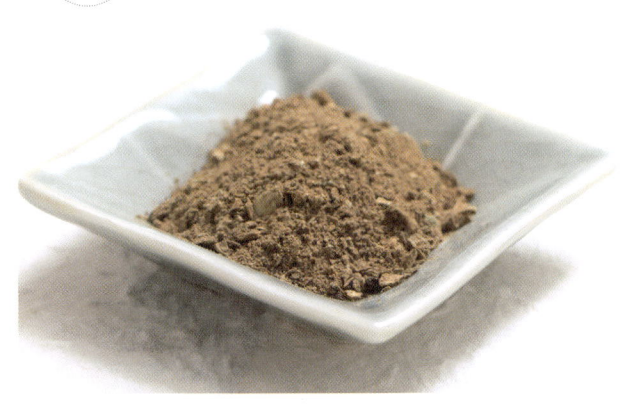

《本草綱目》提到：「絲瓜老者，筋絡貫串，房隔聯屬，故能通人脈絡臟腑，而去風解毒，消腫化痰，祛痛殺蟲，及治諸血病也。」絲瓜絡有通經活絡、活血的功效，適用於痹痛拘攣、胸脅脹痛等。

同效小偏方

三七蒸雞散瘀止痛

取雞肉片 100 克、三七粉 4 克，鹽、胡椒粉各適量。將雞肉片放入盤中，撒上三七粉、鹽、胡椒粉，攪拌均勻後蒸熟即可。每天 1 次，連續服用 2 星期。

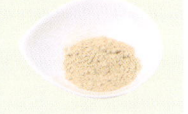

來源 民間驗方

中暑

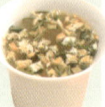

苦瓜綠豆冰糖飲降溫消暑

長時間在酷熱天氣、濕度大,以及不通風的環境下從事勞動工作,會引起中暑,出現不自覺冒汗、頭暈無力、胸悶氣短、噁心等。中暑時應立即移到陰涼通風處休息,並補充含鈉鉀的水。調理中暑,以清涼解暑為原則,平時多喝水,避開高溫環境,吃一些苦瓜、綠豆、西瓜等食物,都有助於降溫消暑。

苦瓜綠豆冰糖飲 \ 清熱消暑 /

材料 苦瓜 100 克、綠豆 25 克
調料 冰糖適量
做法
❶ 綠豆洗淨後浸泡 30 分鐘;苦瓜洗淨,去瓤後切塊。
❷ 綠豆、苦瓜放入鍋中,加入適量水、冰糖,大火煮沸後轉小火,放入綠豆續煮 25 分鐘,再放入苦瓜塊煮約 15 分鐘至綠豆熟即可。
用法 每天食用 1~2 次。

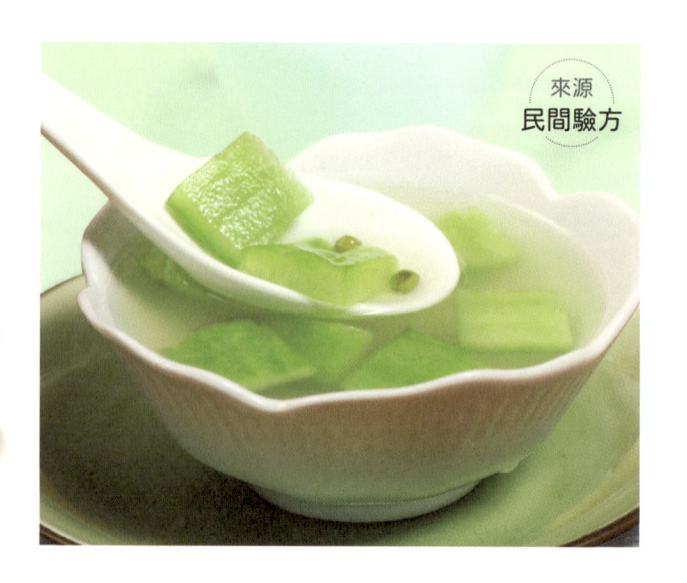

來源 **民間驗方**

綠豆可防暑祛熱,是夏天必備的消暑利尿佳品。苦瓜性寒、味苦,也是清熱解毒和消炎瀉火的佳品,與綠豆和冰糖搭配,味道清甜,消暑效果更佳。

同效小偏方

苦瓜茶消暑止渴

取苦瓜 50 克、綠茶 3 克。苦瓜洗淨,去瓤後和綠茶裝入棉布袋,袋口綁緊後掛於通風處。陰乾後洗淨苦瓜外部並擦乾,與茶葉一起切碎,混合均勻。每次取 6 克,以沸水沖泡,蓋杯蓋悶 20 分鐘,代茶飲即可。

突然昏倒

掐按人中穴醒神開竅

昏倒的原因有很多，如大腦缺血引起供氧不足、工作太累、心情悲痛、精神緊張、身體大出血、心臟疾病等，主要症狀為意識突然喪失而倒地，或伴有頭暈、目眩、耳鳴、臉色蒼白及冒冷汗等。突然昏倒時，可掐按人中穴、喝糖水等來緩解。

掐按人中穴中 \ 醒神開竅 /

取穴 上嘴唇溝的上 1/3 與下 2/3 交界處。

方法 發現有人昏倒時，可立即用食指或拇指指端掐按人中穴刺激。以每分鐘 20~40 次為宜。

> **特別叮囑** 人中穴與百會穴、十宣穴、湧泉穴等合用，效果更好。

《肘後備急方》記載救卒中惡死方：「令爪其病患人中，取醒。」人中穴也稱壽堂，是重要的急救穴位之一，掐按能緩解因休克、虛脫、中暑等導致的暈倒。

同效小偏方

喝糖水緩解低血糖暈倒

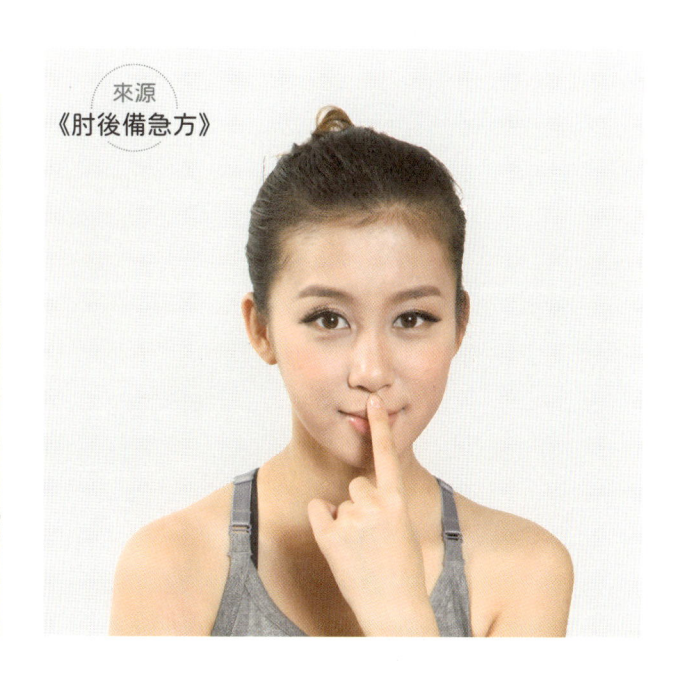

早上不吃飯、劇烈運動等，容易出現因低血糖引起的暈倒，人會感到饑餓、冒冷汗、心慌、手抖等。在意識清醒能吞咽的情況下，讓患者喝點糖水或溫開水，可幫助緩解不適，然後儘快就醫。

來源《肘後備急方》

頭痛頭暈

龍眼殼煮水消除頭部疼痛

中醫頭暈頭痛證型很多，不可一概而論。焦慮、壓力、疲勞等常常會導致頭暈頭痛，輕者可在較短的時間內自行緩解，重者會影響讀書、工作等。出現頭暈頭痛，建議食用龍眼殼煮水、白蘿蔔冰片汁緩解，效果較好。

> 龍眼殼性溫，味甘、無毒，有祛風解毒的功效，能幫助改善頭暈等症狀。

龍眼殼煮水 \ 緩解頭暈 /

材料 龍眼殼 6 克
做法 龍眼殼洗淨後放入鍋內，加入適量水，大火煮沸後轉小火煮 20 分鐘，取汁飲用。
用法 代茶飲。

來源 民間驗方

同效小偏方

白蘿蔔冰片汁滴鼻緩解頭痛

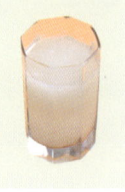

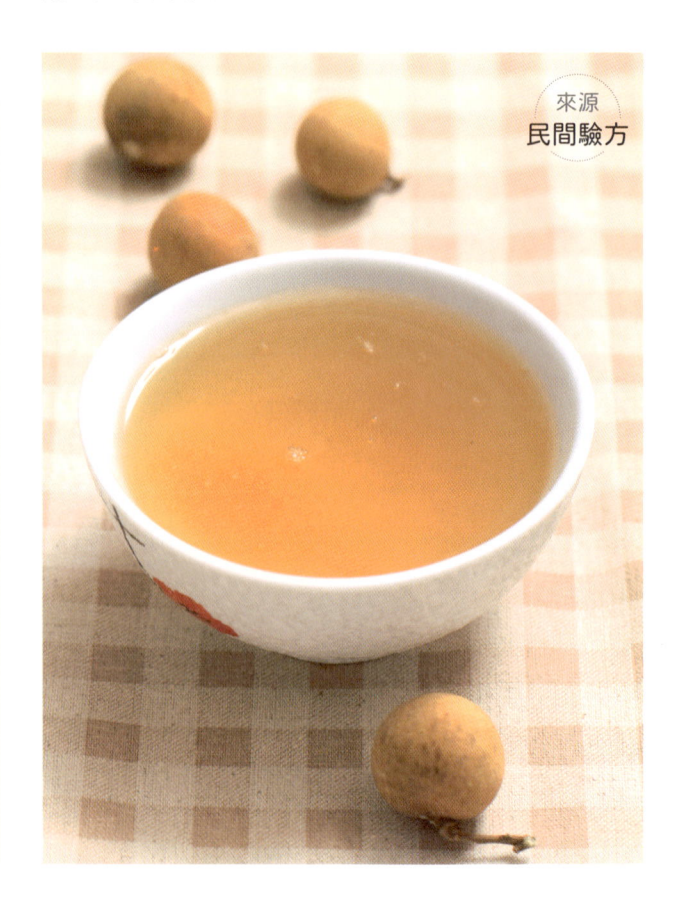

白蘿蔔富含天然芥子油，可幫助緩解偏頭痛；冰片可開竅醒神、清熱止痛。取白蘿蔔 300 克、冰片少許。將白蘿蔔洗淨，切塊榨汁，將蘿蔔汁加熱至 30~40℃，放入冰片溶解。如左側頭部疼痛，滴入右鼻孔；如右側頭部疼痛，滴入左鼻孔。

腿抽筋

穴位按壓改善抽筋不適

小腿抽筋通常是在不自主、無症狀的情況下，神經肌肉異常興奮，引起肌肉過度收縮。抽筋時肌肉明顯緊繃、收縮，疼痛難忍，持續數秒或數十秒之後逐漸緩解，多與睡覺手冷、出汗過多、疲勞過度、缺鈣有關。小腿抽筋時，可通過按摩合谷穴或用白酒揉搓來緩解。

穴位按壓 \ 有效緩解疼痛 /

取穴

① 合谷穴：位於第一掌骨和第二掌骨中間的凹陷處。
② 人中穴：位於鼻唇溝（即上嘴唇溝）的上 1/3 與下 2/3 的交點。

方法 抽筋時，立即掐壓手上合谷穴和人中穴 20~30 秒鐘。

特別叮囑 按壓穴位時，可以配合用熱毛巾熱敷，同時用手按摩。

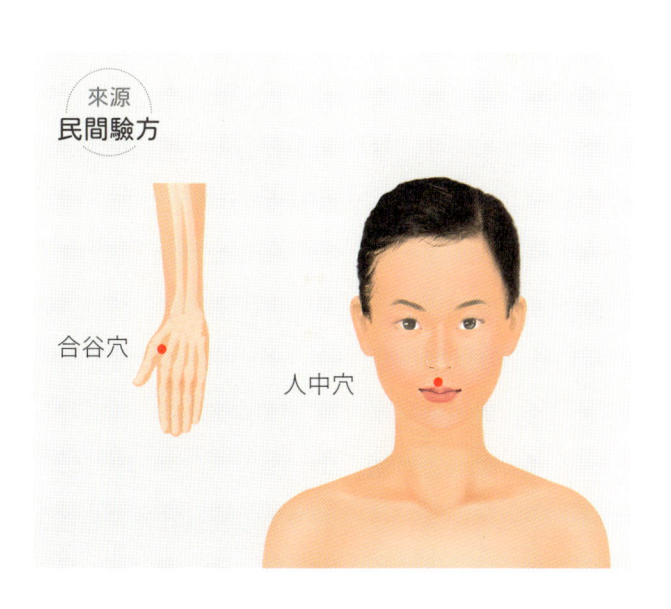

合谷穴為手陽明大腸經的原穴，是臟腑原氣駐留的部位。按壓合谷穴，可幫助鎮靜止痛、通經活絡、清熱解表。搭配人中穴，可緩解小腿抽筋的疼痛。

同效小偏方

**白酒溫熱
促進肌肉血液循環**

取適量白酒適當加熱，滴幾滴於手心，然後在抽筋的部位揉搓 2 分鐘。揉搓時要有一定的力道，看到皮膚發紅為宜。

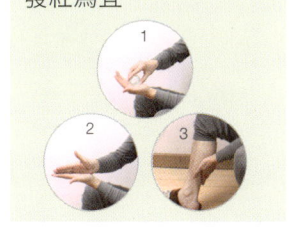

來源 **民間驗方**

蚊蟲蜂叮咬

敷大蒜片殺菌止蟲咬

蚊蟲蜂叮咬多發生於夏季，叮咬後會出現腫痛、瘙癢等症狀。緩解蚊蟲蜂叮咬，以消腫止痛止癢為原則，在叮咬處敷大蒜片、蘆薈葉汁，皆可幫助殺菌消炎、消腫止痛。夏天應經常洗澡，尤其是運動、出汗後。晚上出門時，避免在綠化帶、水池等蚊蟲較多的地方停留，並且定期清理盆栽、地漏的積水，都是防蚊蟲的好方法。

大蒜有辛香味，外敷有助於防止蚊蟲蜂叮咬，再加上本身具有殺菌消炎的功效，敷在蚊蟲蜂叮咬處，還能達到消腫止痛的效果。

敷大蒜片 \ 殺菌消毒止蟲咬 /

- **材料**　大蒜適量
- **做法**　將大蒜剝皮，切成薄片。
- **用法**　將大蒜片敷在患處，大約半天可以止癢消腫。

來源：**民間驗方**

同效小偏方

蘆薈葉汁消炎止痛

取新鮮蘆薈適量，洗淨、去刺、去皮，切成小塊，放入調理機中打碎、過濾，然後將蘆薈鮮汁裝入瓶中，放入冰箱冷藏。每天塗於患處數次即可。

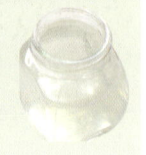

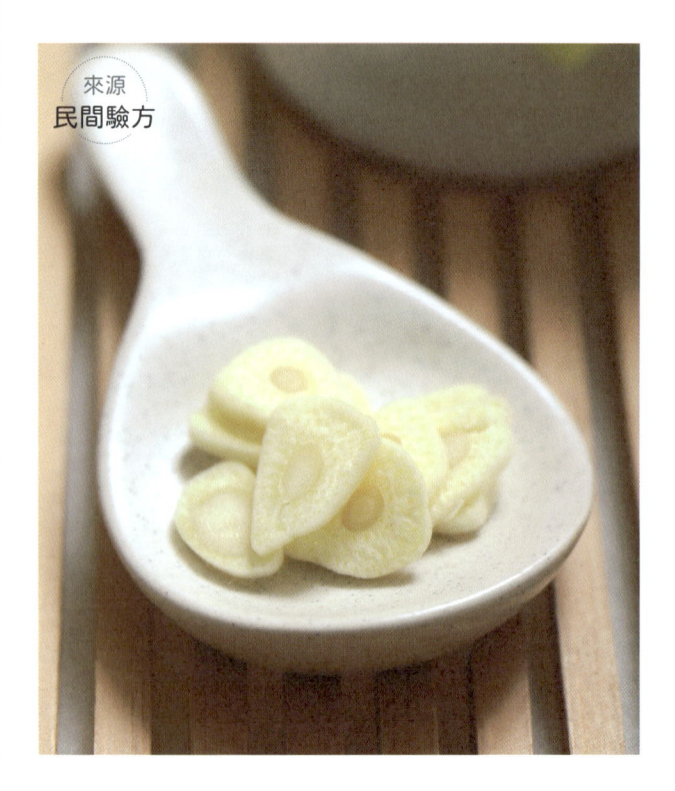

CHAPTER 4

肥胖調理瘦身術

寒濕胖・濕熱胖・痰瘀胖・痰熱胖・
氣滯血瘀胖・陽虛胖……

寒濕胖

陳皮荷葉茶祛濕瘦身

《仁齋直指方論》提到：「肥人氣虛生寒，寒生濕，濕生痰……故肥人多寒濕。」寒濕體質成因主要是環境潮濕、濕氣侵入人體，或人體內水分過多、無法代謝廢物，主要症狀是四肢沉重、喝水易胖等。寒濕體質的調理需由內而外，對外保持空間乾燥及通風；對內透過飲食調理體質，可多吃些利水消腫的食物，例如：荷葉、山藥、紅豆、海帶、冬瓜等。

陳皮荷葉茶 \ 減肥祛寒濕 /

材料 陳皮5克、乾荷葉6克
做法
1. 乾荷葉剝成碎片；陳皮剝碎。
2. 全部材料放入杯中，倒入沸水，蓋杯蓋悶泡20分鐘即可。

用法 代茶頻飲，可以反覆沖泡。

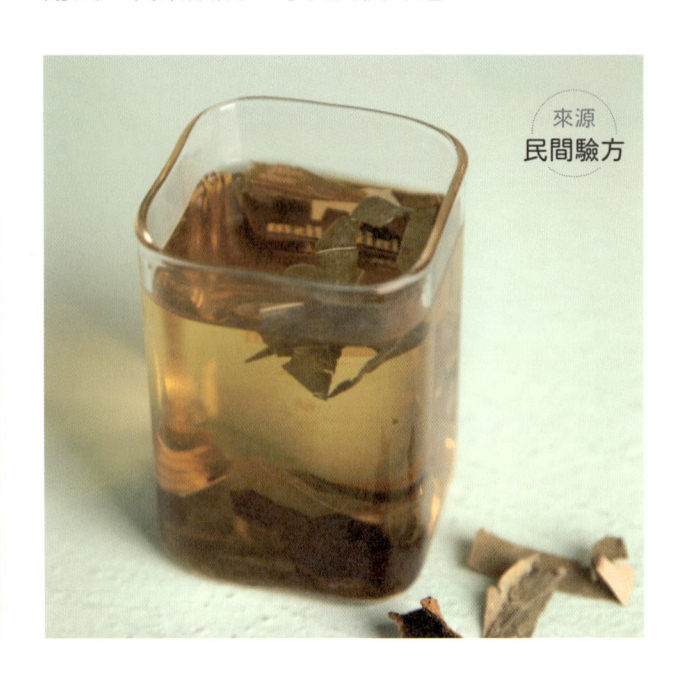

來源
民間驗方

陳皮性溫，味辛、苦，所含揮發油有祛痰的作用，可緩解寒濕型肥胖。荷葉是祛濕減脂的佳品，其中的荷葉鹼能減少人體對脂肪的吸收。陳皮荷葉茶是祛寒濕減肥不錯的選擇。

同效小偏方

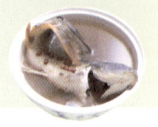

紅豆鯉魚湯祛濕減重
取鯉魚1尾、紅豆5克、陳皮5克、草果1個、乾辣椒2根。鯉魚洗淨，紅豆、陳皮、乾辣椒、草果塡入魚腹中，一起放入鍋中，加適量薑、蔥、胡椒粉、料酒、鹽，以中火煮熟即可。每星期食用1~2次。

濕熱胖

三瓜汁降脂消腫

濕熱型肥胖主要由長期飲食不當、運動太少、脾臟功能減弱或失調、痰濕內停導致。濕熱型肥胖者的體內濕熱比較重，症狀常為臉色發黃、出汗、食欲大增、口乾舌燥、常發皮膚病等。濕熱型的減肥重點在於清熱祛濕，建議用降脂消腫的三瓜汁來調理，按揉內庭穴效果也不錯。

三瓜汁 \ 降脂、利水、消腫 /

材料 鮮西瓜皮 50 克、冬瓜皮 50 克、絲瓜皮 50 克
調料 白砂糖少許
做法 將三種瓜皮洗淨，加入適量水，大火煮沸後轉小火煮 15 分鐘，最後加白砂糖調味即可。
用法 代茶飲，每天 1~2 杯。

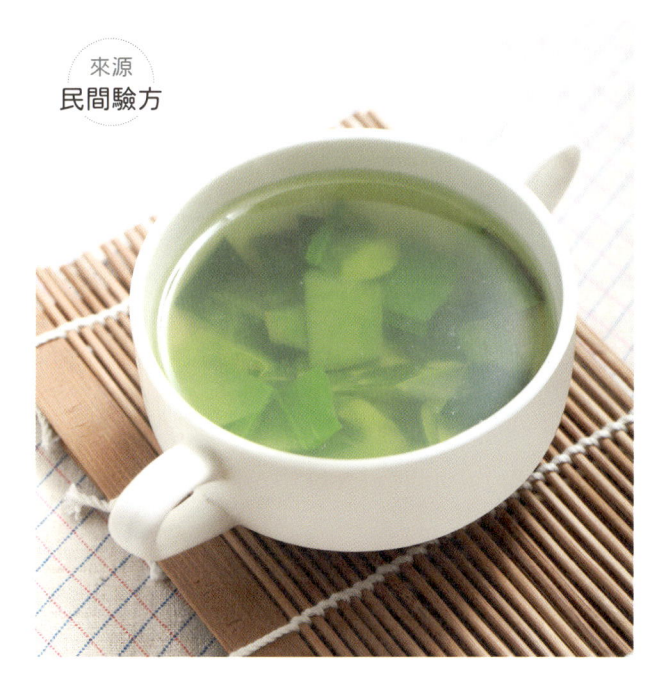

西瓜皮性寒、味甘，有清解暑熱、止渴利尿的作用；冬瓜皮可幫助消熱毒、利小便；絲瓜皮可退火毒、消腫。三者搭配，有清熱祛濕、利尿的效果。

來源 **民間驗方**

同效小偏方

按揉內庭穴抑制食欲

內庭穴是胃經常用穴位，可幫助濕熱肥胖的人瀉胃火，抑制食欲而達到減肥的效果。正坐或蹺腳的姿勢，在足背第 2 腳趾和第 3 腳趾間的縫隙交叉處取穴。用大拇指按揉內庭穴 100 次，以有酸脹感為宜。

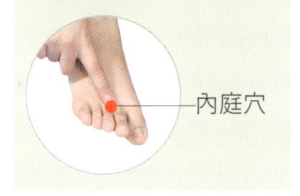

內庭穴

痰瘀胖

綠豆荷葉粥排毒減脂加倍

痰瘀型肥胖的主要原因是日常飲食不當，如有喝酒、喜歡吃辛辣等習慣，造成體內痰濕瘀滯而形成肥胖，同時可能伴有高血壓、高血脂異常、脂肪肝等慢性疾病，以及平常愛睡覺、易口渴、食量大等。中醫認為，痰瘀型肥胖者的減重原則是清熱化濕、化瘀消痰，可適當多食綠豆、荷葉、白菜、芹菜等食物。

綠豆荷葉粥 \ 緩解痰瘀型肥胖的症狀 /

材料 白米 50 克、綠豆 50 克、乾荷葉 5 克（或鮮荷葉 10 克）
調料 冰糖少許
做法
1. 綠豆洗淨後浸泡 2 小時；白米洗淨後浸泡 30 分鐘；乾荷葉剝小片。
2. 鍋內加冷水、綠豆，大火煮沸後改小火煮至綠豆半熟，放入乾荷葉、白米續煮至米軟豆熟，可撈除乾荷葉，加冰糖調味即可。

用法 每天 1 次，可常食用。

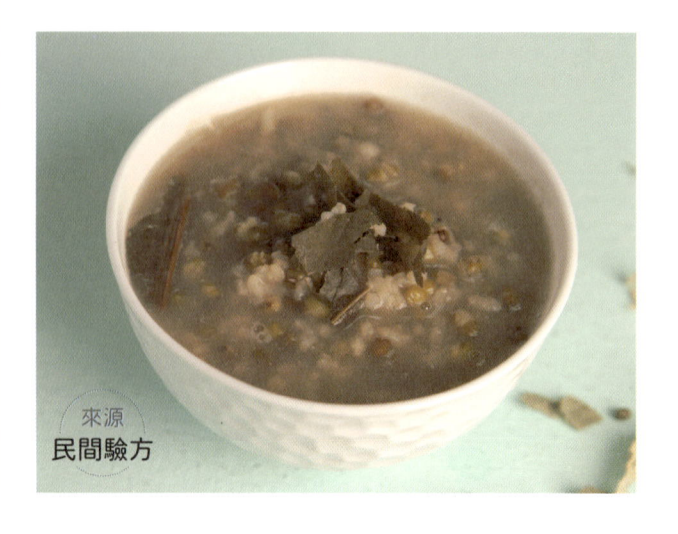

荷葉氣味清香，有消暑化濕、提升清陽的功效，綠豆可清熱解毒、利尿消暑。二者搭配，能使排毒消暑的效果加倍，緩解痰瘀型肥胖的症狀。

同效小偏方

**山楂荷葉茶
調理濕熱肥胖**

荷葉可清熱利濕，山楂能促進消化、消肉積，二者搭配的減重效果更佳。取山楂片、乾荷葉各適量，用沸水沖泡代替茶飲。

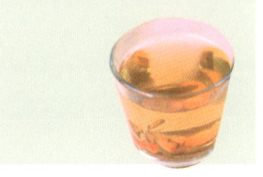

來源
民間驗方

痰熱胖

陳皮荷菊茶改善口渴上火

痰熱型肥胖常由生活中飲食不節制、營養過剩、情志失調、勞累過度等引起，症狀為身體感覺油膩且出汗黏、有內熱、易口渴、口氣重等，甚至還會出現中風、眩暈等。痰熱型肥胖者用陳皮、荷葉、菊花等祛濕化痰的食材進行調理，效果較好。

荷葉清熱祛濕，陳皮祛濕化痰，二者搭配菊花，有助於消痰、祛濕熱，可緩解假性口渴的問題。此茶還有助於降脂減肥，適用於易上火的痰熱型肥胖者。

陳皮荷菊茶 \ 消痰除熱、減肥降脂 /

材料 陳皮5克、乾荷葉5克、菊花乾品3朵
做法 乾荷葉剝小片，陳皮剝碎，與菊花一起放入杯中，倒入沸水，蓋杯蓋悶泡20分鐘
用法 代茶飲，可以反覆沖泡。

來源
民間驗方

同效小偏方

溫膽湯泡腳祛濕消痰

此方被收錄在唐代孫思邈的《千金方》中，有祛濕熱、化痰的功效。取茯苓30克、陳皮9克、法半夏6克、竹茹6克、炙甘草6克、枳實6克。將所有藥材和適量水熬汁，藥汁倒入溫水中泡腳即可。每天1次。

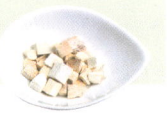

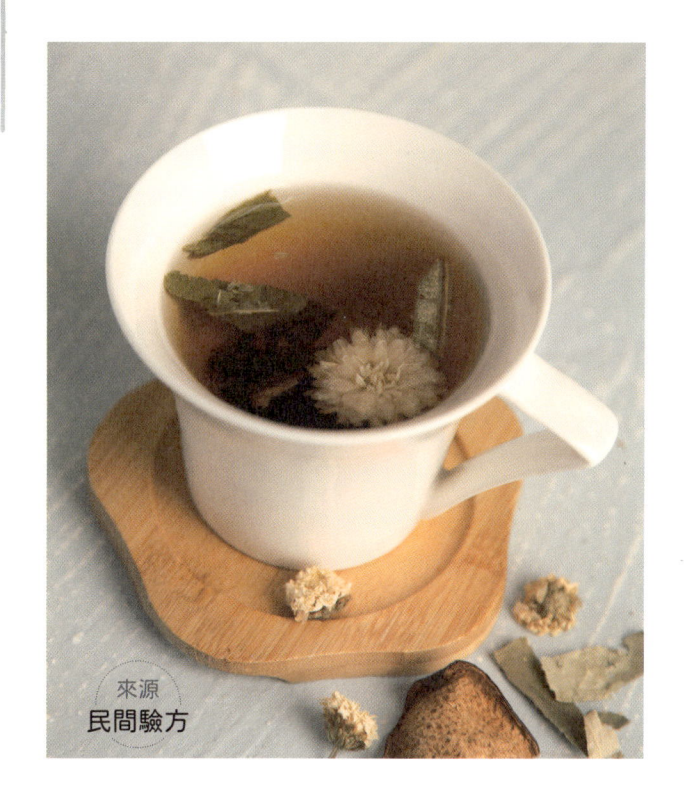

氣虛胖

黃芪茯苓水減肥補虛

氣虛型肥胖的主要原因是肺氣不足或脾胃氣虛，症狀常見氣短懶言、容易咳嗽、少氣無力、易腹脹、進食少等。調理氣虛型肥胖型，應採取補肺益氣及健脾胃的方法。黃芪茯苓水、芋頭香粥等實用小偏方，能幫助肥胖者補虛提氣、減肥消腫、增強免疫力。

黃芪茯苓水 \ 減肥補虛、增強免疫力 /

材料 黃芪 100 克、茯苓 50 克
做法
1. 黃芪、茯苓放入鍋中，用水泡 1 小時後大火煮沸，再轉小火煮 30 分鐘，濾出藥汁。
2. 藥渣重新加水再煮兩次，水沸後煮 30 分鐘，濾出藥汁。把三次的藥汁混合拌勻後倒入鍋內，煮到濃縮，再放入冰箱冷藏。
3. 每天取適量放入杯中，加溫開水調稀飲用。

用法 代茶飲，此為 10 次的量。

黃芪能補一身之氣，茯苓有利水滲濕、寧心健脾的功效。二者搭配，非常適合氣虛型肥胖者，有助於緩解常出汗、常感冒等症狀。

來源 民間驗方

同效小偏方

芋頭香粥
適合脾胃氣虛型肥胖

取白米 50 克、芋頭塊 50 克、瘦豬肉丁 50 克。將白米、芋頭塊放入水鍋中，熬煮成粥，加入瘦豬肉丁煮熟，加少許鹽、蔥花即可。每星期食用 2~3 次。

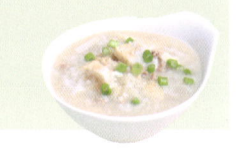

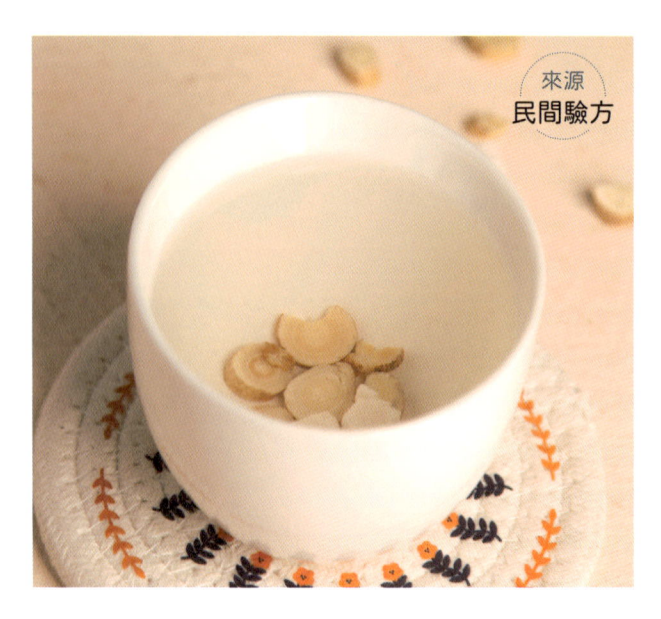

氣滯血瘀胖

山楂檸檬茶消除胖肚子

氣滯血瘀型肥胖主要原因是氣滯血瘀而導致身體血液循環不暢、代謝不良，症狀常為體胖、急躁易怒、失眠多夢等。這種類型的肥胖者可以吃行氣和胃、活血化瘀的食物，如山楂、檸檬、柑橘、柚子、白菜、油菜等。

山楂檸檬茶 \ 消導通滯、活血化瘀 /

材料 乾山楂 10 克、乾檸檬 4~5 片
調料 蜂蜜適量
做法 乾山楂和乾檸檬片放杯中，倒入沸水，蓋杯蓋悶泡 20 分鐘，加蜂蜜調味即可。
用法 代茶頻飲。

《本草求真》記載：「按楂味酸與鹹，最能消化肉食。」山楂性微溫，味甘、酸，有消食行氣、活血化瘀的功效。檸檬具清腸滌胃的功效。二者搭配，可加速代謝、消導通滯、活血化瘀。

來源《本草求真》

同效小偏方

山楂三七茶行氣散瘀

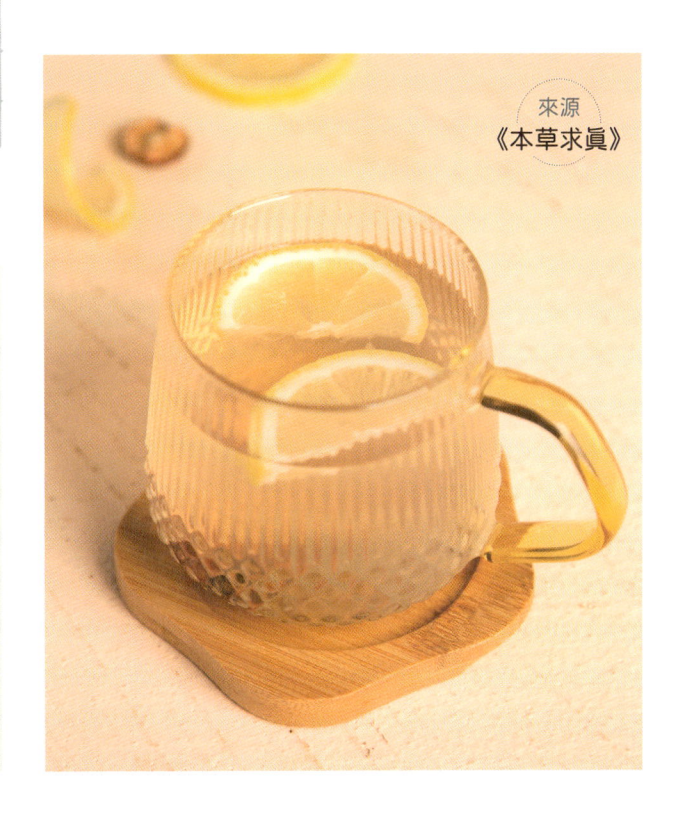

山楂行氣消食，三七粉活血散瘀、消腫止痛，可幫助調理氣滯血瘀肥胖。取乾山楂 10 克、三七粉 3 克。將乾山楂放入沸水中悶泡 10 分鐘，加三七粉攪勻，加適量蜂蜜拌勻即可飲用。

陽虛胖

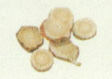

腎俞和命門穴促進代謝

陽虛體質的人體內陽氣不足，津液水濕運化功能下降，因此比一般人更容易發胖。陽虛肥胖者特別怕冷、不愛運動、常熬夜、常食寒涼，調理應以溫腎陽、暖脾胃、補中氣為主，日常應加強運動，增加日曬，有助於提升陽氣。

腎俞和命門穴 \ 溫補腎陽、促進氣血循環 /

取穴 腎俞穴在第 2 腰椎棘突旁開 1.5 寸處；命門穴位於腰部，當後正中線上，第 2 腰椎棘突下凹陷中。

方法 點燃艾條，在距離腎俞、命門穴 1.5~3 公分處溫和施灸。每次 3~5 分鐘，每天灸 1 次，連灸 5 天為一個療程。

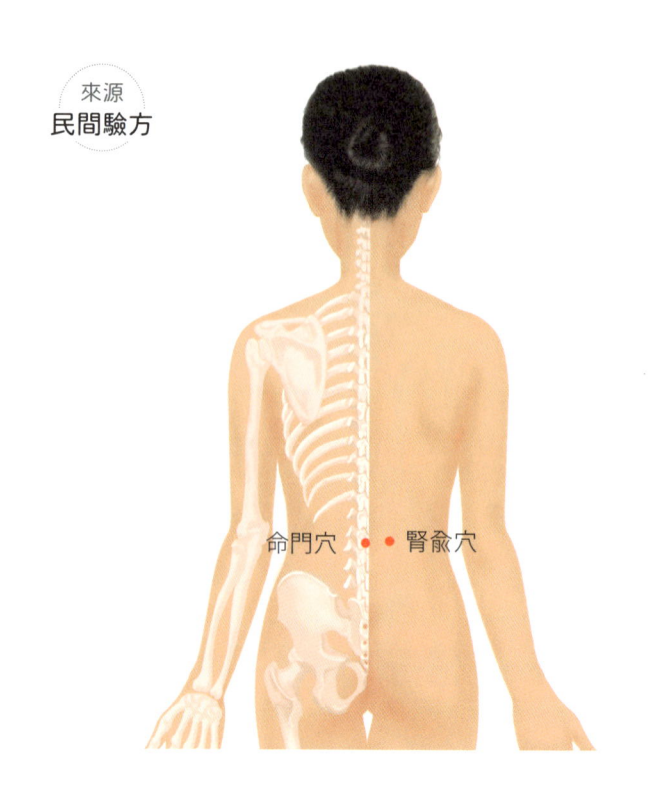

來源
民間驗方

中醫認為，常灸腎俞穴、命門穴，可溫補腎陽、促進全身氣血循環，幫助排除體內的代謝廢物，有助於減肥。

同效小偏方

參芪甘草飲補氣驅寒

人參大補元氣，黃芪可補中氣，甘草也是補虛聖品，又可調和脾胃。三味中藥一起泡茶，可以補氣驅寒、溫暖四肢。取人參 3 克、黃芪 10 克、甘草 5 克，加沸水悶泡 20 分鐘，每天喝 3 次。

命門穴　●　●　腎俞穴

CHAPTER
5

銀髮族長壽養生經

老年斑・白內障・老年健忘・
容易骨折・高血壓・中風後遺症……

大腦老化

日梳頭三遍健腦聰耳

中醫經典文獻《黃帝內經》記載:「頭者精明之府」。古人認爲,諸陽之神氣皆上會於頭,諸髓之精氣皆上聚於腦。因此常梳頭,有健腦聰耳、保養頭髮、緩解壓力、通達陽氣等作用。

中醫認爲,人體的重要經脈、多個穴位及十多處特殊刺激區,皆匯聚於頭部,用梳子對其進行按摩或刺激,可達到疏通經脈、促進血液循環、延緩衰老、增強記憶力的作用。

日梳頭三遍 \ 延緩大腦衰老 /

做法 每天梳頭三遍,分別在晨起後、中午休息後和晚上休息前,頻率以每兩分鐘 60~100 次爲宜。

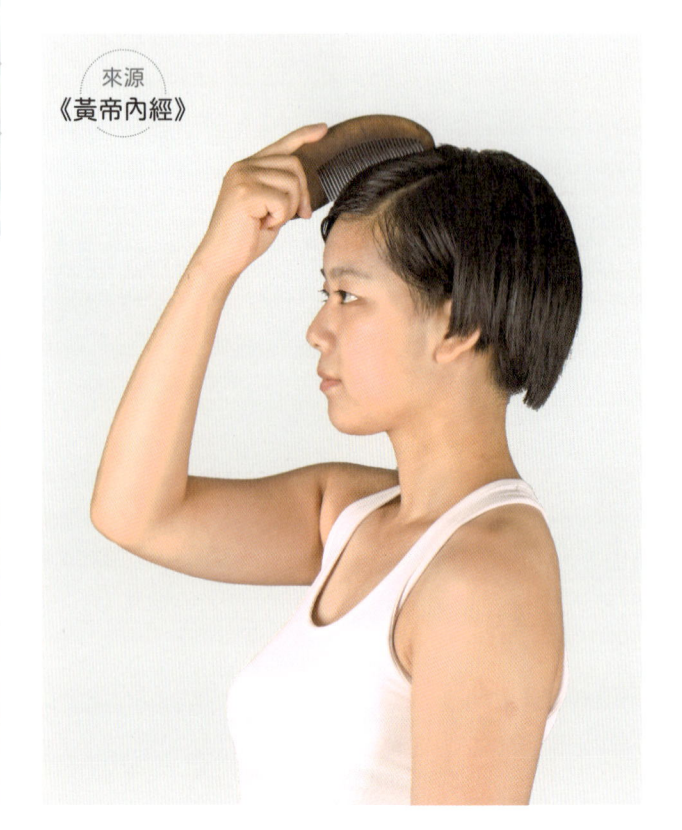

來源《黃帝內經》

同效小偏方

**核桃花生牛奶
增強記憶力**

取核桃仁 15 克、花生米 15 克、牛奶 200 克。全部材料放入調理機中,攪打均勻成汁即可。每天飲用 1 次。

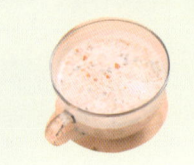

吞唾液

吞金津玉液三百口長壽活

中醫認為，唾液從口腔壁湧出後，經舌根、咽喉，從肺轉肝臟，進腎經，化生為津液，存於丹田中，遂成精氣，達到和脾健胃、濡潤孔竅、潤澤四肢五臟、強腎補元、滑利關節、補益腦髓的作用。在中醫養生裡，維持咽唾液是延緩衰老簡便而有效的方法。

吞金津玉液 \ 護臟腑、潤四肢 /

做法

1. 全身放鬆，面帶笑容，坐立行走都可以練習。不要躺著練，不利於津液的下嚥。
2. 攪海，即舌頭在口腔內轉圈攪動，順時針9次、逆時針9次，再順時針9次、逆時針9次，共計36次。然後將口中唾液分三小口緩緩咽下。咽的過程中感受暖暖的、潤潤的，從咽喉到食道，從食道到胃，從胃到肚臍，從肚臍到下丹田（位於肚臍下方四指處）。

《本草綱目》中記載「時珍曰：人舌下有四竅，兩竅通心氣，兩竅通腎液，心氣流入舌下為神水，腎液流入舌下為靈液……所以灌溉臟腑，潤澤肢體。」唐代醫學家孫思邈也提倡「早漱津令滿口乃吞之」。

來源《本草綱目》

同效小偏方

燕麥薏米紅豆粥
養心延緩老化

取紅豆20克、白米25克、薏米30克、燕麥30克，全部放入水鍋中，用大火煮至黏稠，加適量冰糖煮溶解即可。每星期食用2~3次。

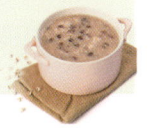

老祖宗留下來的長壽智慧

魚生火，肉生痰，青菜蘿蔔保平安
一年四季不離蒜，不用急著去醫院
蘿蔔嘎嘣脆，常吃活到百十歲
病從口中入，寒從腳上生
坐臥不迎風，走路要挺胸
常在樹林轉，潤肺身體健
常在花間走，活到九十九
吃藥不忌嘴，跑斷醫生腿
天天千步走，藥鋪不用找
人怕不動，腦怕不用

叩齒

早晚叩齒老了牙不落

老年人的口腔健康與全身健康息息相關，齲病和牙周疾病是細菌感染性疾病，可危害全身健康、影響生命品質。因此老年人應做好口腔清潔，養成良好的口腔衛生習慣，注意口腔黏膜疾病。中醫認為，腎氣實，齒更發長，也就是說腎精生髓、強健牙齒，可以從養護腎精入手，早晚叩齒、運舌、溫水刷牙漱口等，也能讓牙齒更為堅固。

早晚叩齒 ＼強健牙齒根基／

做法 保持口唇微閉，放鬆精神，身心合一。先叩臼牙，再叩門牙，進行輕重交替、有節奏地叩擊。每天早晚各1次。

特別叮嚀 叩齒就是空口咬牙，是常見的牙齒保健方法之一。

來源 民間驗方

清朝尤乘的《壽世青編》中提及：「齒為筋骨之餘，宜常叩擊，使筋骨活動，心神清爽⋯⋯」因此，經常叩齒有助於強腎固精、美齒固基。

同效小偏方

溫水刷牙漱口不傷牙齦

隨著年齡的增長，牙齒易變得敏感，遇冷、熱、酸、甜，牙齒就會酸軟。因此刷牙、漱口應用溫水，避免過冷、過熱的刺激，既有利於清潔牙齒又不傷牙齦，保護口腔健康。

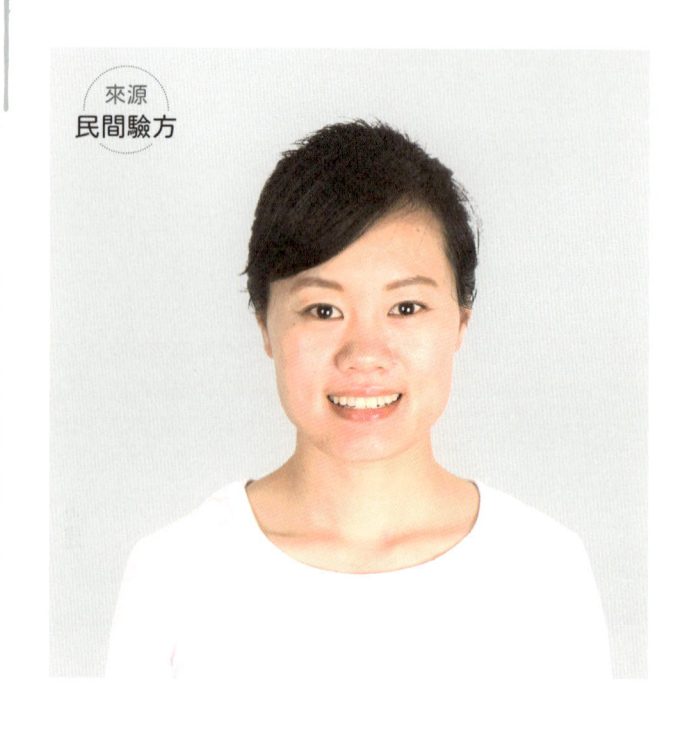

揉腹

每天揉腹一百遍通和氣血

中醫認為,揉腹有助於強健脾胃、補氣養血、培補神元。現代醫學研究認為,揉腹能幫助調理便祕、胃腸潰瘍、高血壓、糖尿病等。

揉腹 \ 強健脾胃、補氣養血 /

做法

❶ 用右手大魚際在胃脘部,按順時針方向揉 130 次。

❷ 下移至肚臍周圍,順時針方向揉 120 次,再用左手全掌揉整個腹部 120 次,最後逆時針重複一遍。

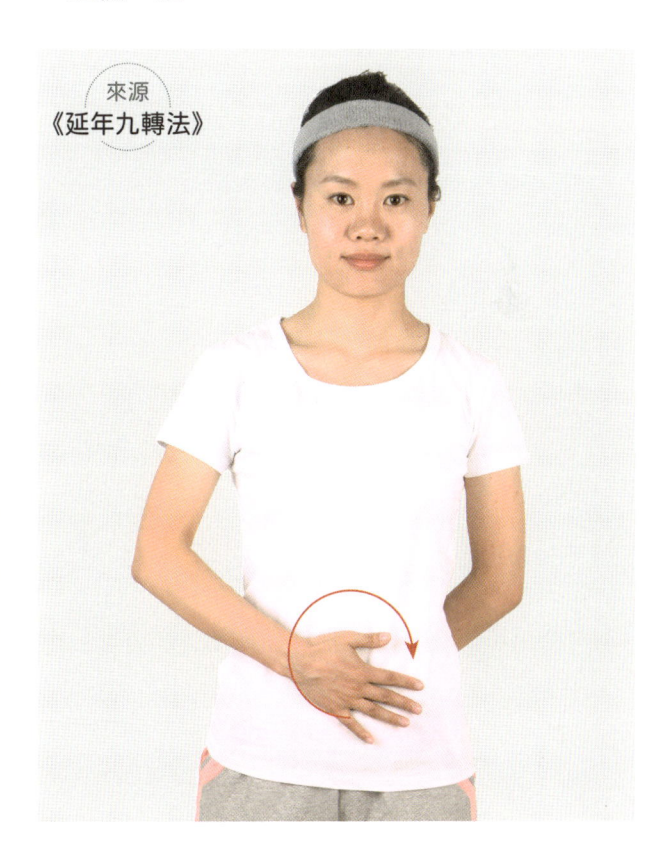

來源《延年九轉法》

《延年九轉法》記載:「摩腹之法,以動化靜,以靜運動,……故能通和上下,分理陰陽,去舊生新,充實五臟,驅外感之諸邪,消內生之百症。」

同效小偏方

小茴香粥健脾開胃

取炒小茴香 6 克、大米 50 克。將炒小茴香裝入棉布袋內並綁緊,放入鍋加水先煮 30 分鐘,撈出棉布袋,再加入白米煮熟,加少許鹽調味即可,早晚各食用一次。

撮谷道

每天撮谷道 99 次消疾長壽

谷道即肛門；撮，縮也。撮谷道也就是收縮肛門的運動。中醫認為，肛門位於人體經絡的督脈上，提肛能升陽排濁。清朝乾隆皇帝 87 歲還能外出狩獵，他得意的養生之法就是撮谷道。

> 肛門周圍的肌肉間歇性地處於運動狀態，對養身健體、促進肛周血液循環有較好效果，而且有助於預防痔瘡、肛裂、脫肛、便祕等。

每天撮谷道 \ 預防肛門周圍疾病 /

做法 全身放鬆，用力夾緊臀部和大腿，配合吸氣，舌舔上顎，向上收提肛門，稍閉氣，然後慢慢呼吸，再放鬆全身。

用法 每天收縮肛門 99 次，每次 1~2 分鐘。排便後將提肛運動的時間延長到 2~3 分鐘。

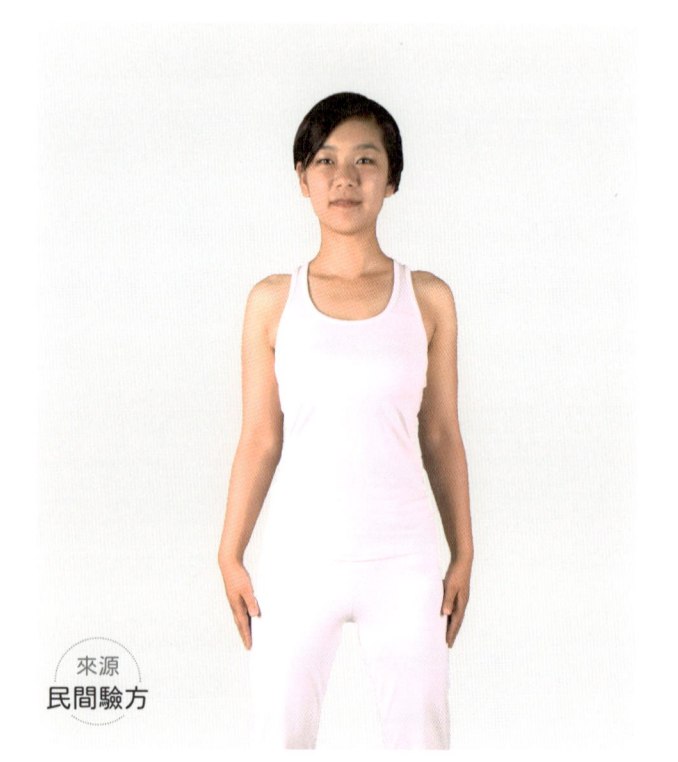

同效小偏方

扭腰清清腸

扭腰能促進腸道蠕動，預防便祕，達到清腸之目的。自然站立，雙手叉腰，雙腳分開與肩同寬，自左向右扭轉腰部 15 分鐘，再自右向左扭轉腰部 15 分鐘。

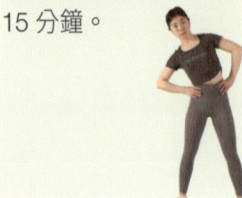

來源
民間驗方

全身拍打

經常拍打醒腦充滿活力

全身拍打可以促進血液循環、疏通經絡、強壯筋骨、增強免疫力、延緩衰老。全身拍打不受時間、空間的約束，只要有空就可以做。常常拍打全身能加速全身的血液循環，讓人保持清醒、充滿活力。

經常拍打 \ 祛病健身 /

做法

❶ 取坐姿或站姿，放鬆身體，雙手舉過頭頂，有節奏地從前額經過頭頂到後腦頸部，稍微用力拍打 36 次。

❷ 微握拳，左手從上到下、再從下到上拍打右胸，右手用同樣的方法拍打左胸。雙手手指併攏，微微彎曲，拍打左右側肩背各 60 次。

❸ 從上而下依序拍打腰部和雙腿，然後從下到上拍打雙腿和腰部，往返多次。

用法 用力要先輕後重，不要一開始就過猛，節奏要先慢後快。

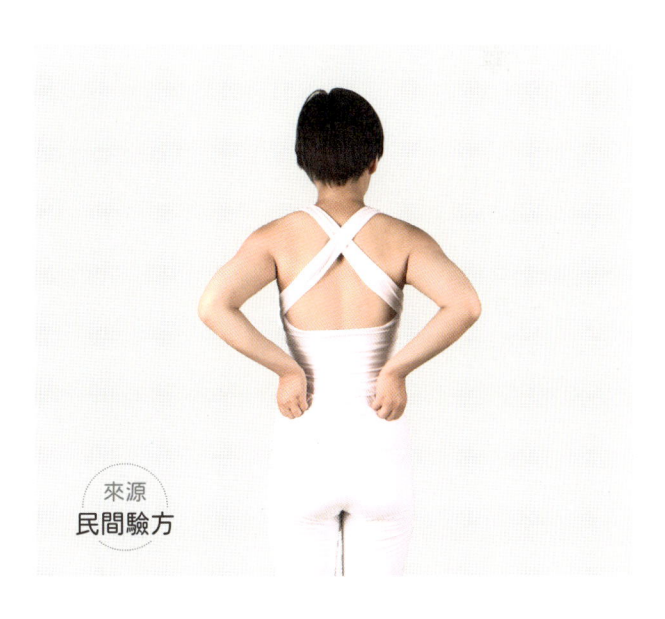

拍打全身有助於氣血運行，可幫助潤周身器官、疏通筋骨、通利關節、改善失眠。

同效小偏方

山藥薏米芡實粥　固腎強身

取糯米 80 克、芡實 10 克、紅棗 3 顆、山藥 20 克、薏米 20 克。全部材料放入沸水鍋中煮至熟爛，加適量冰糖煮溶解即可。每星期食用 2~3 次。

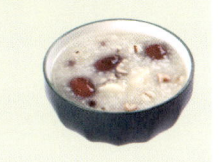

來源 **民間驗方**

老年斑

醋泡雞蛋淡化斑點

老年斑是一種良性的表皮增生性腫瘤,多見於臉部、額部、頸部等,大部分發生於50歲以後。老年斑的產生與人體代謝過程中的脂褐素有關,脂褐素聚集在皮膚表面,促使老年斑生成。老年人可以根據自己的具體情況,嘗試用醋泡雞蛋、生薑蜂蜜飲等消斑淡斑的小偏方。

醋泡雞蛋 ＼淡化老年斑／

材料 陳醋180克、雞蛋1個

做法

1. 陳醋裝進寬口瓶中;雞蛋洗淨,放入陳醋內浸泡2天。
2. 待蛋殼軟化,取出雞蛋,用針在頂端戳一個小孔,將流出的蛋清裝入小瓶,放入冰箱冷藏。

用法 每天取少量蛋清塗在有斑點的地方,5~10分鐘後洗掉。

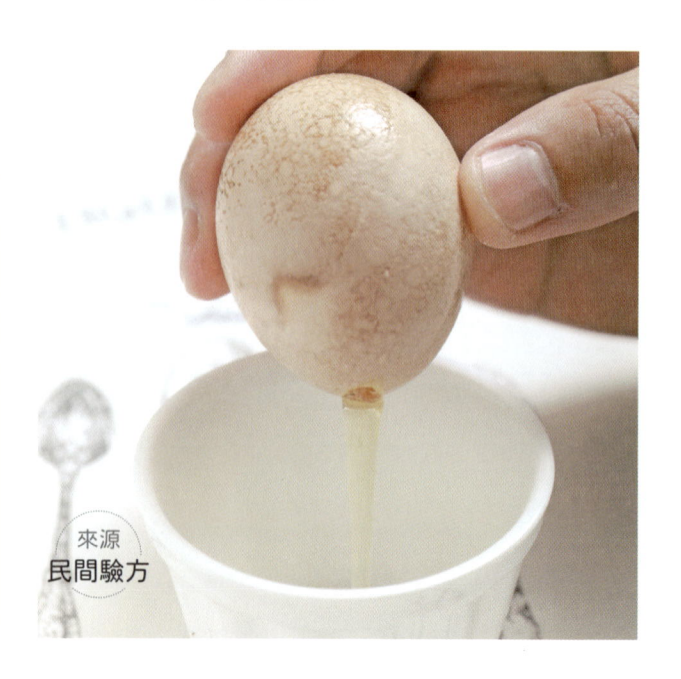

蛋清含有蛋白質等營養素,有滋陰潤燥的功效,而醋有微弱的腐蝕、剝脫作用。蛋清可以降低和緩衝醋的刺激性,還可以利用醋的剝脫效果來淡化老年斑。

同效小偏方

生薑蜂蜜飲　淡化老年斑

將生薑片用溫開水泡1分鐘,加少量蜂蜜攪勻,每天1杯,持續飲用效果佳。

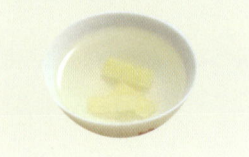

來源　民間驗方

皮膚瘙癢

生薑陳皮飲祛風止癢

在中醫裡,皮膚瘙癢屬於癢風、風瘙癢的範疇。皮膚瘙癢多由生活環境、習慣或疾病引起,患者常抓撓不止,繼而出現抓痕、血痂等,還會出現夜間加重而影響睡眠的情況。日久可能會出現濕疹化、苔蘚樣變及色素沉著。可以試著用生薑陳皮飲、鹽浴等小偏方,來緩解皮膚瘙癢症狀。

生薑陳皮飲 \ 止癢消腫 /

材料 陳皮 5 克、生薑 2 片
做法 陳皮和生薑放入杯中,沸水沖泡後代茶飲即可。
用法 每天 2~3 次,一次 1 杯。

> **特別叮嚀** 陳皮雖然原料是橘子皮,但是新鮮橘子皮所含的藥理成分與陳皮不同,而達到的功效也有差別,所以不能用新鮮橘子皮代替陳皮。

中醫認為,陳皮氣香,味辛、苦,具有理氣健脾、燥濕化痰的功效,搭配能鎮痛止癢的生薑,可以幫助解毒消腫止癢。

同效小偏方

鹽浴散熱止癢

鹽浴可幫助皮膚止癢散熱,緩解皮膚瘙癢的症狀。取鹽適量,煎湯後沐浴。皮膚瘙癢的症狀減輕後,要減少鹽浴的次數,以免對皮膚造成損傷。

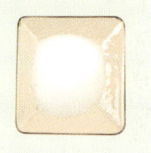

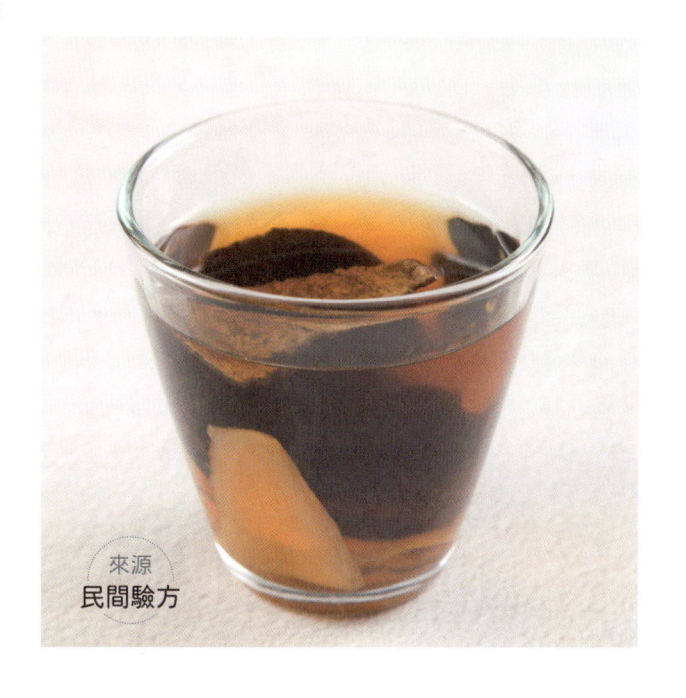

來源 民間驗方

老年健忘

核桃芝麻蓮子粥加強記憶

隨著年齡的增長，人的記憶力會逐步下降，主要症狀為大腦運轉速度減慢，比如有時會忘記某個字該怎麼寫、做一些複雜的事情需要花更多的時間等，這些與增齡相關的認知損害，大家一般稱為老年健忘。吃養心健腦的食物，如核桃、芝麻、花生等，有助於緩解症狀。

核桃芝麻蓮子粥 \ 延緩記憶減退 /

材料 核桃仁 30 克、黑芝麻 30 克、蓮子 15 克、白米適量

做法

❶ 白米洗淨後浸泡 30 分鐘；核桃仁洗淨；蓮子洗淨後浸泡 4 小時。
❷ 鍋內加適量水，以大火煮沸，放入所有材料，轉小火煮至米爛粥稠即可。

用法 佐餐食用，每天 1 次。

來源 民間驗方

核桃仁、黑芝麻含有較豐富的亞油酸、蛋白質、鋅、錳等營養物質，蓮子養心補虛，善補五臟之不足，三者搭配，有助於補腎健腦。

同效小偏方

五仁茶抗衰老

這款茶飲不僅有助於強心健腦、預防老年健忘，還可潤腸通便。取適量花生米、核桃仁、松子仁、栗子仁、薏米，磨成粉混合均勻，取適量用溫水沖泡，代茶飲即可。

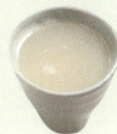

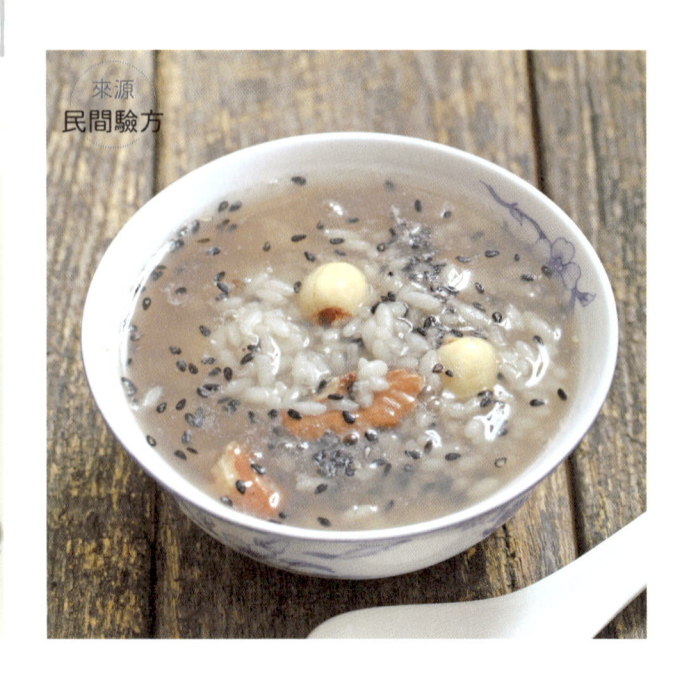

容易骨折

多吃壯骨的黃豆芽燉排骨

隨著年齡的增長，體內的鈣質流失較多，容易骨折。骨鈣流失的症狀為疼痛、壓痛、腫脹等。老年人應注意強健骨骼、調節骨質代謝，建議食用排骨、蝦皮、牛奶、大豆等蛋白質和鈣含量豐富的食物。

黃豆芽燉排骨 \強筋壯骨/

材料 黃豆芽 250 克、豬排骨 250 克
調料 料酒、鹽、胡椒粉各適量
做法
1. 豬排骨洗淨後剁塊，加入適量水用壓力鍋燉熟。
2. 黃豆芽洗淨後切段，大火翻炒後倒入砂鍋中，加入排骨湯、料酒，用小火燉 30 分鐘，放鹽、胡椒粉調味即可。

用法 佐餐食用，每星期 3~5 次。

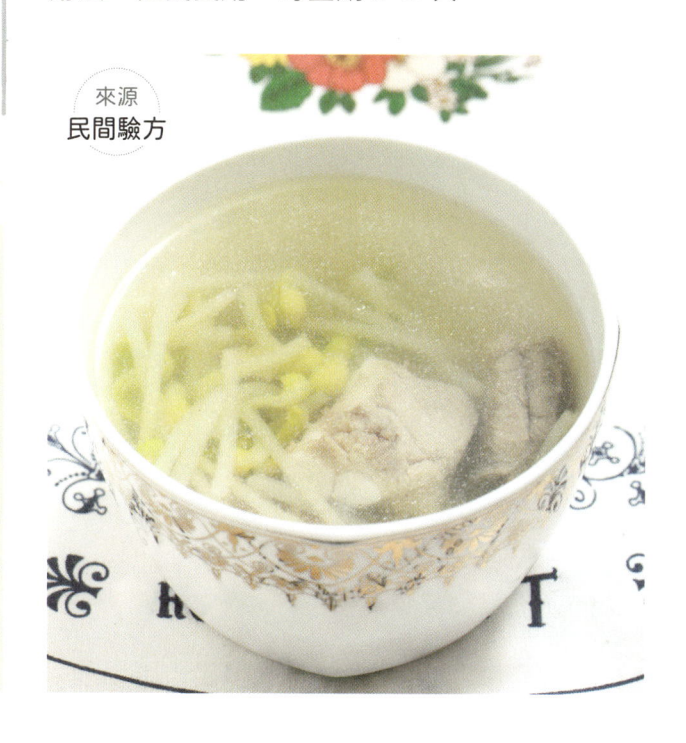

來源 **民間驗方**

豬排骨中含有豐富的蛋白質、鈣、鎂等營養素，搭配黃豆芽不僅營養美味，還有助於維護骨骼健康、滋陰潤燥、益精補血。

同效小偏方

黃芪蝦皮湯強健骨骼
取黃芪 10 克、蝦皮 10 克。黃芪用水煎湯，過濾取汁。蝦皮放入黃芪汁中，加水、蔥、薑、鹽等煨燉後佐餐服食即可。

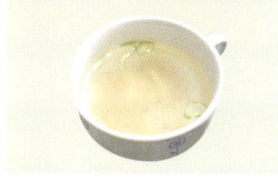

腿部酸痛

花椒熱敷緩解腿部酸痛

很多老年人常會感到腿腳酸痛、無力，其原因可能與受涼、缺鈣、行走時間過長、骨質疏鬆等有關。老年人在日常生活中要注意防寒保暖，適當運動，合理補充鈣、蛋白質、維生素等營養素，也可以使用花椒熱敷、飲生薑紅糖茶，來緩解腿腳酸痛症狀。

花椒熱敷 \ 緩解膝蓋疼痛 /

材料 花椒100克、生薑10片、蔥白6段
做法 將花椒壓碎，生薑、蔥白洗淨切末，再將三種材料裝入棉布袋並綁緊，放入微波爐中加熱1分鐘。
用法 棉布袋放在患處，蓋上被子，熱敷30分鐘左右，每天2次。

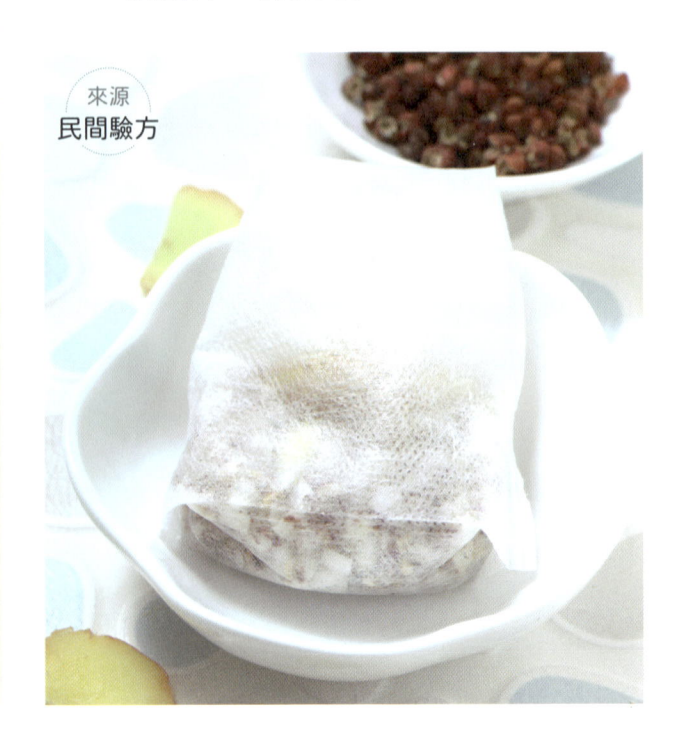

花椒有溫中散寒、除濕止痛、消炎止癢的作用，生薑和蔥白也幫助發汗、解表散寒，三者搭配使用，有助於緩解因受涼導致的膝蓋疼痛。

來源 **民間驗方**

同效小偏方

生薑紅糖茶止痛

取生薑5~10克切成片或絲，紅糖少許，生薑水煎煮後加紅糖調味，熱服，每天1~2杯。此茶宜早晨飲用，晚上睡覺前喝，會影響睡眠品質。

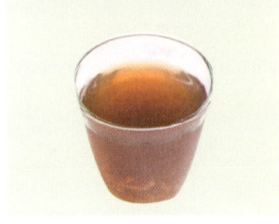

高血糖

糙米茶是天然的利尿劑

糖尿病主要是因體內胰島素分泌不足、胰島素敏感性降低等，導致體內血糖升高的疾病。糖尿病患者日常應注意控制熱量攝取，適當運動，做好血糖監測。飲食方面，糙米茶、枸杞麥冬茶等小偏方，可以幫助控糖。

> 糙米富含膳食纖維、維生素B群等，可以幫助控制血糖突然上升。

糙米茶 \ 利尿控糖 /

材料 糙米30克

做法 將糙米洗淨後瀝乾，乾鍋翻炒至黃褐色，再用湯鍋加水大火煮，水沸後煮5分鐘，將糙米過濾留水當作茶喝即可。

用法 每天1杯，連續喝1個月。

來源 民間驗方

同效小偏方

**枸杞麥冬茶
改善體虛無力**

取枸杞6克、麥冬3克，一起放入杯中，倒入沸水，蓋杯蓋悶泡10分鐘即可飲用。這款茶飲可以平穩血糖，緩解糖尿病患煩渴、體虛無力、糞便乾結等症狀。

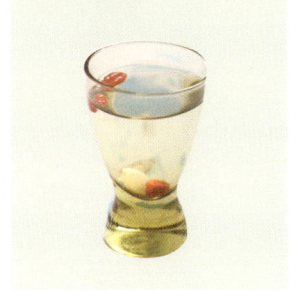

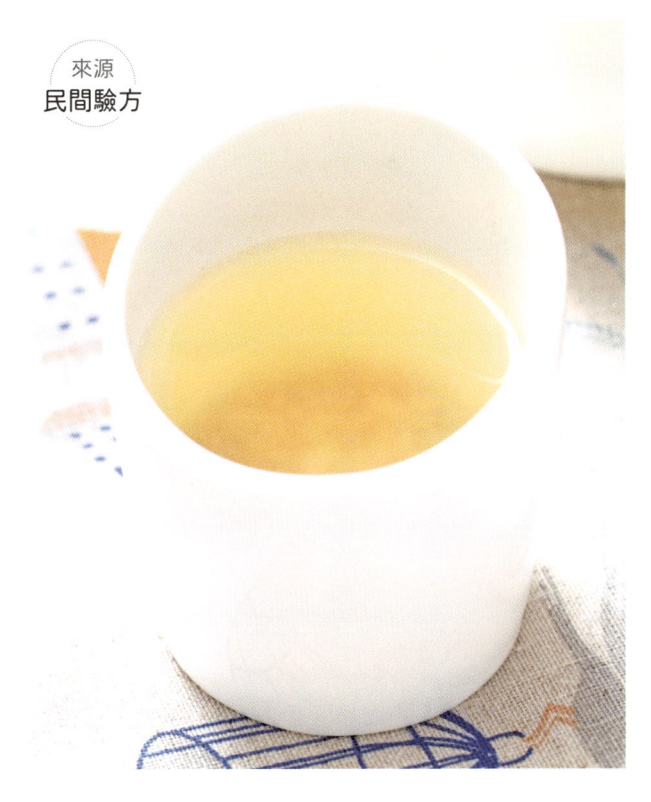

糖尿病常口渴

白扁豆西洋參茶緩解口渴

中醫將糖尿病稱為消渴症。口渴多飲是糖尿病的主要症狀之一,《金匱要略》之消渴篇對「三多」症狀亦有記載。其原因主要為陰虛內弱、飲食不節制、情志失調、疲勞過度等。針對糖尿病的口渴多飲,建議用白扁豆西洋參茶、羅漢果茶進行調理。

白扁豆性平、味甘淡,能補氣健脾、化濕、消暑。西洋參補氣滋陰、清熱生津。二者搭配,可輔助緩解糖尿病口渴多飲、無力氣短等症狀。

白扁豆西洋參茶 \ 緩解糖尿病口渴 /

材料 白扁豆 10 克、西洋參 10 克
做法 白扁豆沖洗淨,和西洋參一起放入杯中,倒入沸水,蓋杯蓋悶泡 20 分鐘即可。
用法 每天 2 次。

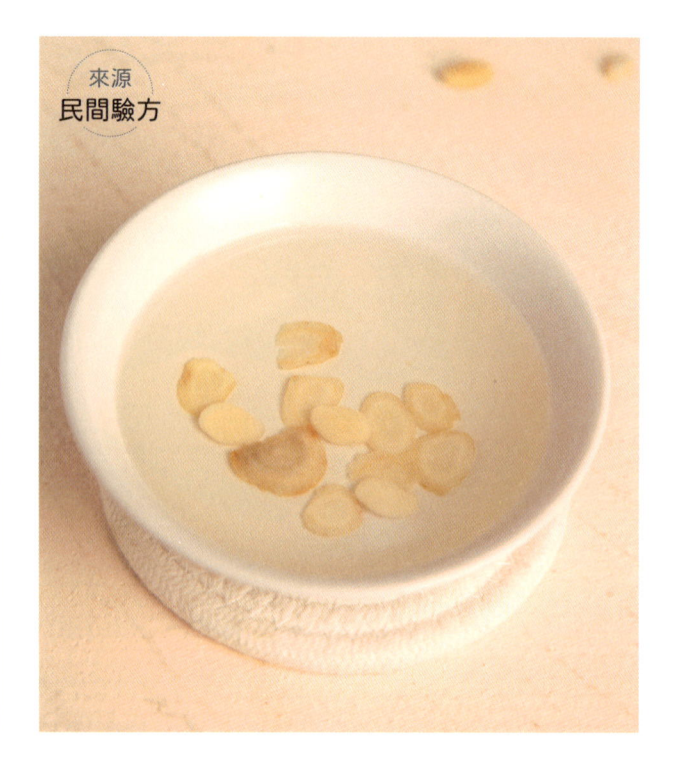

來源:民間驗方

同效小偏方

羅漢果茶
生津潤肺

此方適用於口渴多飲、情緒煩躁的糖尿病患。取鮮羅漢果 1 個,洗淨後切片,用沸水沖入,蓋杯蓋悶泡 10 分鐘,代茶飲用。

糖尿病眼疾

菊花枸杞茶養肝明目

眼疾是糖尿病的常見慢性併發症，其成因與血糖波動較大等有關，糖尿病患者要予以重視和調理，否則會發展成視網膜病變，導致視力明顯下降，甚至失明。在日常生活中，患者除了要養成良好的生活習慣外，還可多食菊花、枸杞、地瓜葉、紅蘿蔔、菠菜等食物。

菊花散風清熱、平肝明目；枸杞子補腎益精、養肝明目。二者搭配，有助於保護眼睛健康。

菊花枸杞茶 \ 養陰明目 /

材料 菊花3克、枸杞子5克
調料 冰糖適量
做法 菊花、枸杞子、冰糖一起放入杯中，倒入沸水，蓋杯蓋悶泡約5分鐘即可。
用法 代茶頻飲。

來源 民間驗方

同效小偏方

地瓜葉燉冬瓜清肝護眼

取適量冬瓜塊放入水鍋中，煮沸煮軟，再放入地瓜葉稍煮即可。每天喝1次。

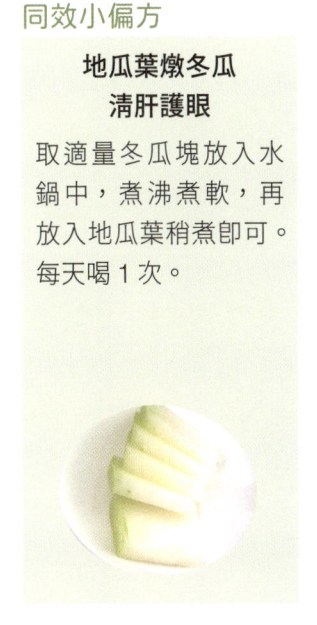

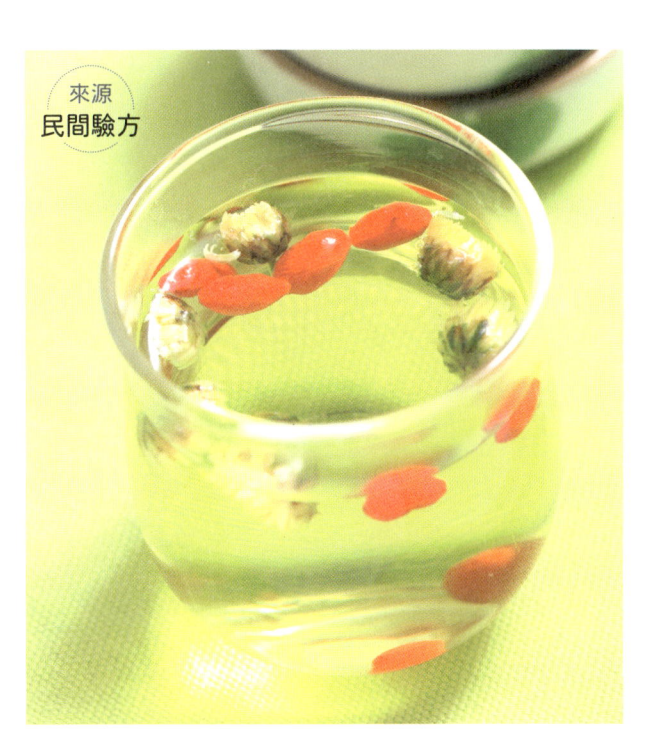

血壓升高

玉米鬚苦丁茶調控血壓

高血壓是一種慢性疾病，其發生與遺傳、長期精神壓力、缺乏運動、高鹽飲食、經常飲酒等有關，主要症狀為持續性地血壓升高，伴有頭痛、頭昏、眼花等症狀。高血壓患者日常應採高鉀低鈉飲食，並進行適當運動。每天喝點玉米鬚苦丁茶、老北京小吊梨湯，對控血壓有幫助。

玉米鬚苦丁茶 \ 降血壓、減肥、抗衰老 /

材料 苦丁茶5克、乾玉米鬚8克
做法 全部材料放入杯中，倒入沸水，蓋杯蓋悶泡20分鐘即可。
用法 代茶頻飲。

特別叮嚀 可以直接將玉米鬚泡茶飲用，或者煮粥食用。

苦丁茶有生津止渴、降壓降脂的作用，玉米鬚可利水消腫、利尿，促進體內鈉的排出。二者搭配，調控血壓效果更佳。

來源 民間驗方

同效小偏方

**老北京小吊梨湯
生津潤燥**

將適量梨塊、水發銀耳、青梅、枸杞子放入水鍋中，小火熬煮2小時，加冰糖煮溶解即可。可代茶頻飲。

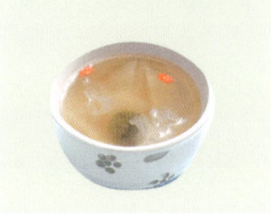

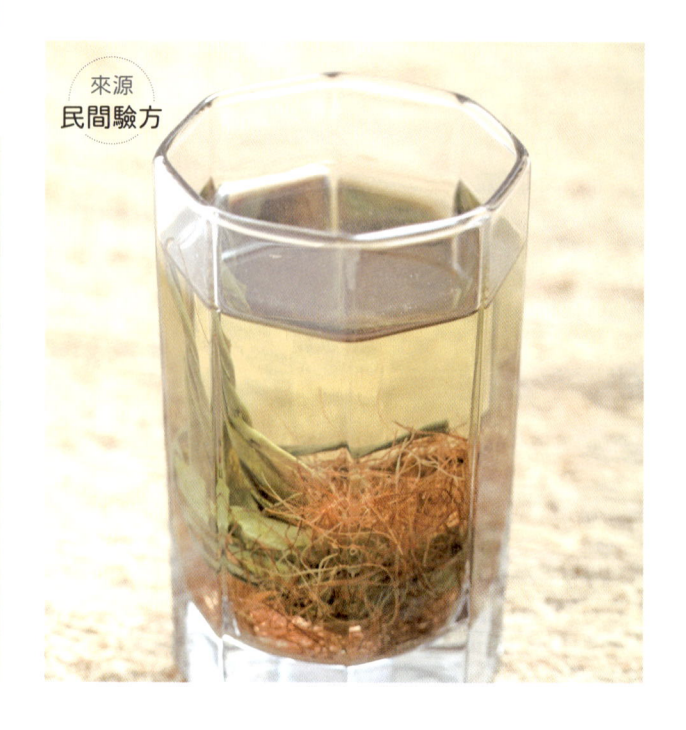

高血壓頭暈

喝點山楂茶平穩血壓

長期的高血壓容易導致大腦供血不足,主要症狀為頭部脹痛或悶痛,其他相關症狀還有神經衰弱、心煩神昏、四肢無力、噁心等。當高血壓患者頭暈時,應及時靜臥休息,平復心情,平常可用山楂茶、天麻燉雞等來緩解。如果緩解不了,應及時就醫。

山楂茶 \ 緩解頭暈 /

材料　乾山楂 10 克
調料　冰糖適量
做法　乾山楂、冰糖一起放入杯中,倒入沸水,蓋杯蓋悶泡 5 分鐘,拌勻即可。
用法　代茶頻飲。血糖高的人,可不放冰糖。

來源：民間驗方

山楂中所含的黃酮類物質,有擴張血管的作用,能夠幫助緩解高血壓性頭暈、無力等症狀,輔助降低血壓。

同效小偏方

天麻燉雞改善高血壓

天麻有平抑肝陽、穩控血壓等作用,搭配雞肉效果更佳。取天麻 5~10 克、淨雞 1 隻、薑片 3 克,放清水鍋中,加料酒燉 1 小時,加鹽調味即可。

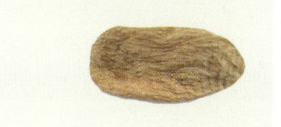

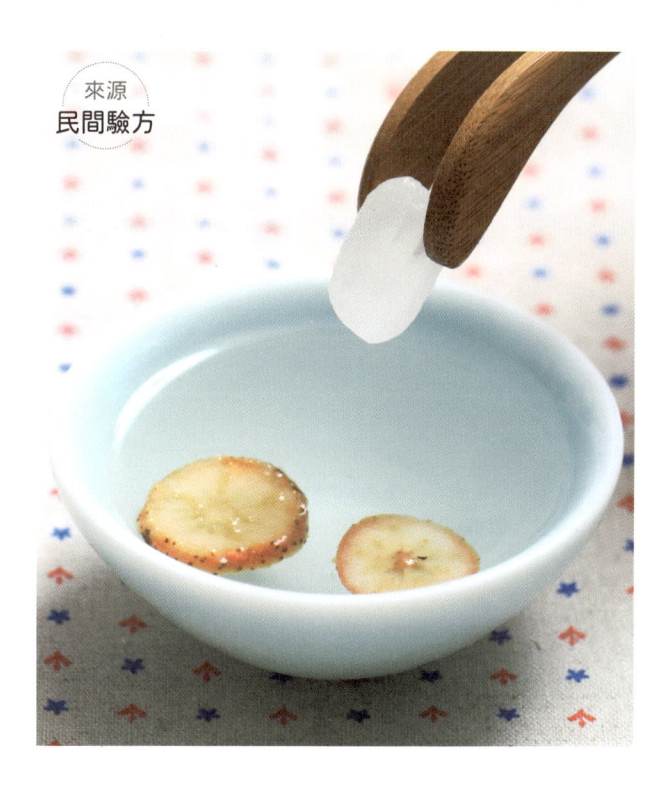

血脂異常

海帶綠豆湯降脂利尿

血脂異常通常由遺傳、環境及飲食失調等引起，主要症狀為頭痛頭暈、四肢麻木、胸部悶痛、氣促心悸等。血脂異常患者應減少膽固醇攝取，控制每天熱量攝取，並堅持運動、保持情緒樂觀。日常飲食中，建議多食海帶、綠豆、荷葉、燕麥、蕎麥、洋蔥、木耳等降血脂的食物。

海帶綠豆湯 \ 清理血管 /

材料 綠豆 100 克、水發海帶 100 克
做法
❶ 綠豆洗淨；海帶切絲。
❷ 全部材料放入鍋中，加適量水煮熟即可。
用法 每天 1 次，連續食用 10 天。

來源
民間驗方

綠豆中的多糖成分，能增強血清脂蛋白酶的活性，有助於降低血脂，預防動脈粥樣硬化。海帶有助於清除附著在血管壁上的膽固醇，促進膽固醇排泄。

同效小偏方

荷葉粥降脂減肥
荷葉常被視為降血脂盛品，能散瘀血、去油膩。取鮮荷葉 20 克（或乾荷葉 5 克）、白米 50 克，放入鍋中煮成粥，早晚佐餐食用或單獨食用。

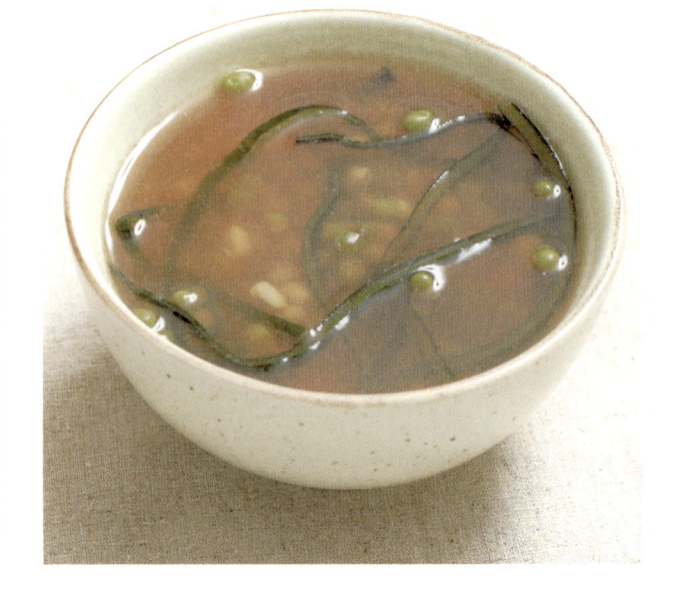

動脈硬化

軟化血管茶增強血管彈性

動脈硬化的發生大部分與飲食不節制、過度疲勞、年老體虛、腎元不足等有關。調理動脈硬化，建議使用軟化血管茶、芹菜蘋果汁小偏方，有助於改善。

軟化血管茶 \ 增強血管彈性 /

材料 丹參6克、乾山楂10克、乾荷葉5克
做法 所有材料放入杯中，倒入沸水，蓋上杯蓋悶泡30分鐘即可。
用法 代茶頻飲，可反復沖泡。

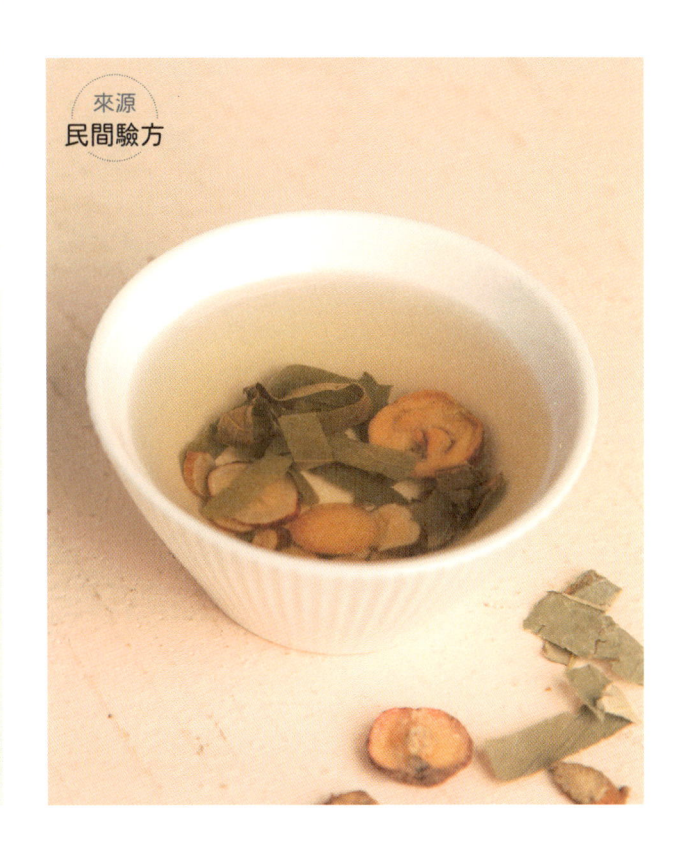

丹參可活血化瘀；山楂能活血降脂；荷葉具清熱化濕。三者搭配，對增強血管彈性、降血脂、預防動脈硬化有幫助。

來源：民間驗方

同效小偏方

**芹菜蘋果汁
預防動脈硬化**

取芹菜段100克、蘋果塊80克。將二者放入調理機打成汁，加入適量蜂蜜調勻即可飲用。

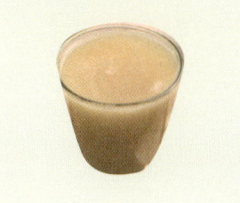

冠心病

喝二參湯益氣化瘀

冠心病主要是由於冠狀動脈狹窄，或供血不足引起的心功能障礙或器質性病變，多發生於老年人，伴有眩暈、噁心等症狀。冠心病的日常調養可用黨參、丹參等中藥。

二參湯 \ 益氣化瘀 /

材料 黨參10克、丹參10克
做法 全部藥材與適量水煎煮即可。
用法 每天早晚各1次。

> **特別叮嚀** 服用抗凝藥物的心臟病患者，不宜食用丹參。

黨參性平、味甘，可養血生津、健脾益肺。丹參可活血化瘀，二者搭配，對冠心病患者的胸痛、胸悶、心悸、脈細等症狀，有較好的緩解效果。

同效小偏方

瓜蔞薤白湯通陽散結

薤白有通陽散結、行氣寬胸的功效，和瓜蔞搭配煮湯，有助於緩解冠心病相關症狀。取瓜蔞10克、薤白10克，用水煮2次，取汁合併。早晚服用1次。

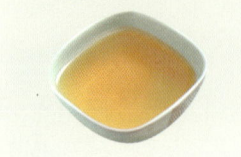

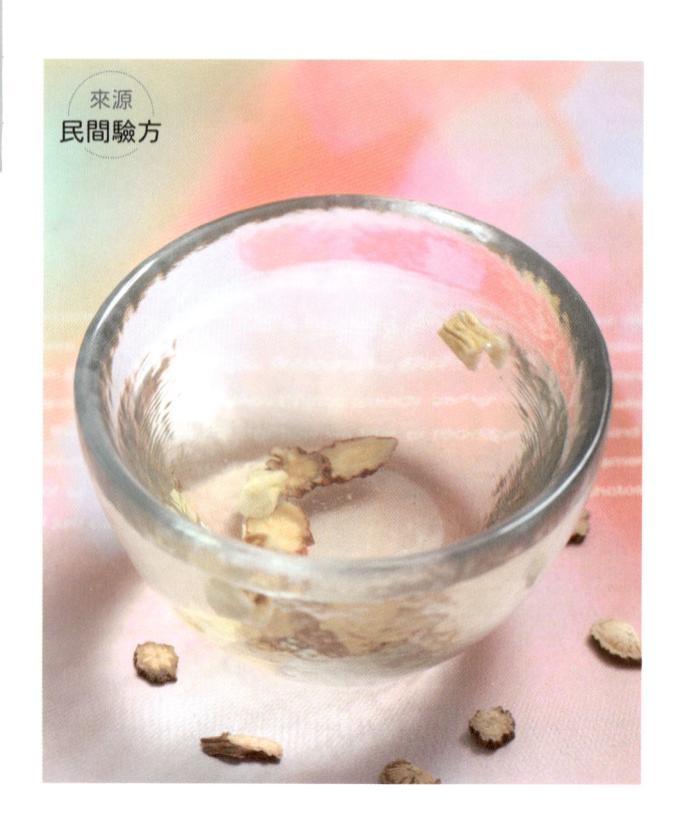

來源 民間驗方

中風後遺症

揉捏商陽穴緩解不適

中風（腦卒中）屬於急症，是中老年人常見疾病。導致中風發生的原因有動脈粥樣硬化、過度疲勞、長期睡眠不足等，症狀常為突然的口眼歪斜、說話困難、半身不遂等，應儘快就醫。在日常調理中，建議揉捏商陽穴和捏球等小偏方緩解症狀。

揉捏商陽穴 \ 緩解中風後手指麻木 /

取穴 食指上有一個商陽穴（在食指末節橈側，指甲角旁 0.1 寸），左右各一個。

方法

❶ 用拇指和食指握住食指的兩側，揉捏此穴，力道適中。

❷ 每天 2 次，每次 2 分鐘左右。

> **特別叮囑** 可配合少商、中沖等穴進行調理。少商穴在拇指末節橈側，指甲根角側上方 0.1 寸。中沖穴在中指末端的最高點。

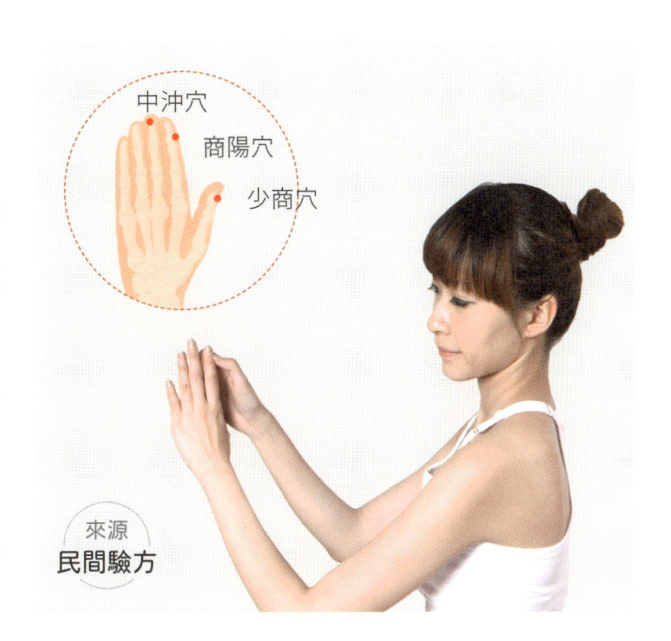

商陽穴屬手陽明大腸經，常用於調理咽炎、中風昏迷、手指麻木等。

同效小偏方

捏球提升手部力量

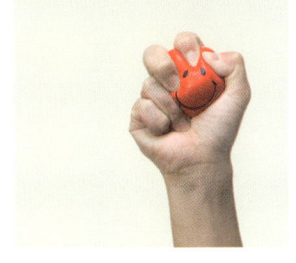

握住球（或能手握的減壓玩具），然後再鬆開。握球時，要像握拳一樣將手指用力擠壓球，然後完全鬆開，注意盡可能的張開手指。每天做 50 次，堅持鍛鍊，能幫助中風者在恢復期更好地抓握物品，改善手部功能。

來源 **民間驗方**

預防痛風

老絲瓜茶改善關節紅腫

引發痛風的重要因素是高普林（嘌呤）、高脂肪、高蛋白飲食習慣，主要症狀為高尿酸血症、痛風性關節炎、痛風石和腎臟損傷。在日常生活中，需注意適當食用低普林食物、控制總熱量，再搭配老絲瓜茶、葛根茶等茶飲小偏方，可預防痛風發作。

老絲瓜茶 \ 清熱祛風濕 /

材料 老絲瓜 3 根

做法 老絲瓜洗淨、切碎，加入適量水煮沸，改小火熬煮 1 小時，再放入冰箱冷藏即可（可存放 3 天）。

用法 每天取 1/3 放入杯中代茶飲，當年新收的老絲瓜效果更好。

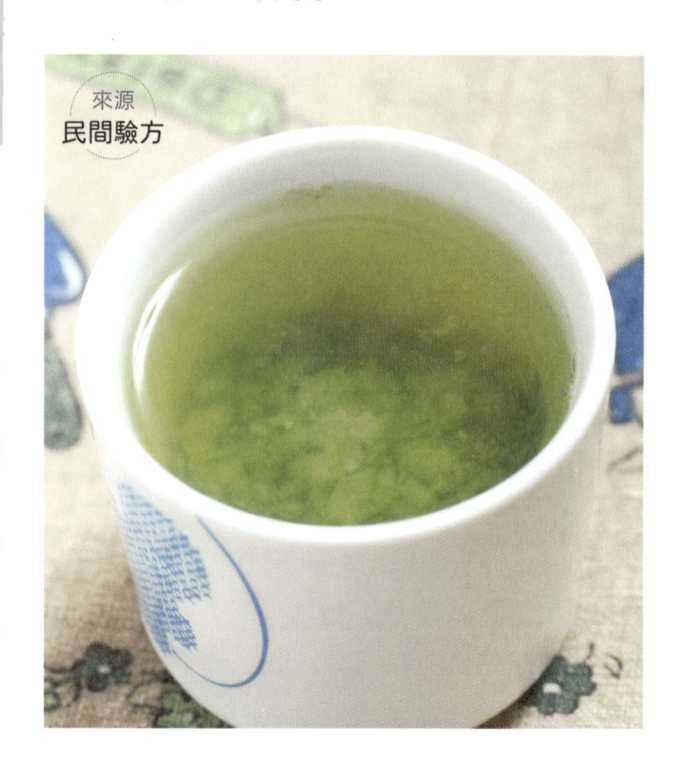

來源 民間驗方

中醫認為，絲瓜具有活血通絡等功效，有助於緩解痛風患者紅腫熱痛等症狀。絲瓜老了以後藥性更強，對痛風患者可有效改善關節紅腫、發熱等症狀。

同效小偏方

葛根茶預防痛風復發

取葛根 30 克，用水煎煮後代茶飲，每天 1 次。另外，葛根用量不宜過多，胃寒者更需慎食。

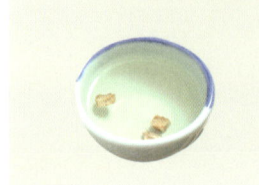

痛風發作

冷敷下肢與抬高緩解不適

痛風發作與溫度、血液循環等因素相關，不少人的痛風經常在晚上發作。痛風發病初期，一般以下肢關節為主，症狀為關節紅腫、熱痛，甚至影響活動。痛風發作時，建議用如下方法來緩解。

冷敷下肢與抬高 \ 減輕關節腫脹和疼痛 /

做法

❶ 當痛風發作時，可以使用冰袋或冰礦泉水來冷敷疼痛的關節 30 分鐘左右。

❷ 當痛風發作時，疼痛區域通常會出現水腫，因此可以抬高下肢得以減輕水腫。比如睡覺時，在腳下墊一個枕頭，或者縮短下床時的站立時間。

特別叮囑　痛風患者絕對禁酒，減少吃高普林食物。還要多喝水、促進尿酸排出、預防尿路結石。

來源　民間驗方

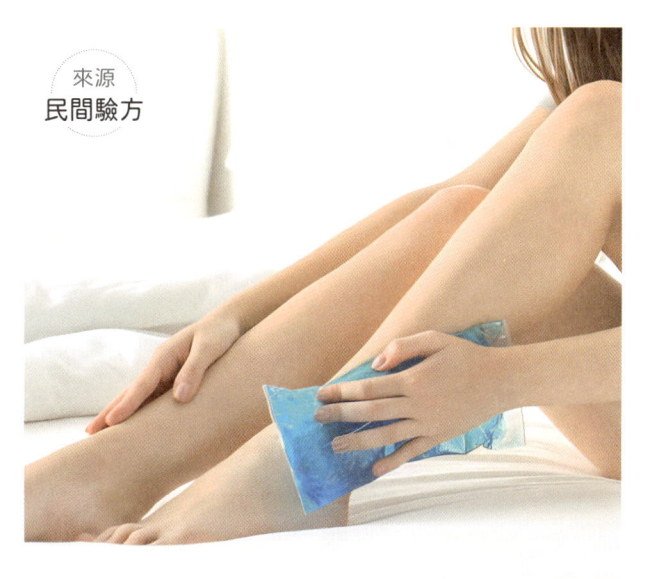

> 當痛風急性發作時，冷敷可有效減輕炎症和疼痛，抬高下肢能減輕水腫、緩解疼痛。

同效小偏方

外敷藥改善腫痛

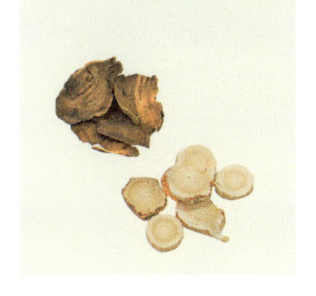

取黃芪、大黃、黃柏各 15 克，山梔子、野菊花各 10 克，蜂蜜適量。將黃芪、大黃、黃柏和山梔子搗碎，加入適量的蜂蜜，與野菊花水混合後敷在疼痛處，可緩解痛風引起的關節腫脹和疼痛。

白內障

首烏黃豆燴豬肝養血明目

白內障是常見導致老年人視力下降和致盲的原因，主要致病原因有老化、遺傳、代謝異常、外傷、輻射等，症狀為視物模糊、眼酸眼脹等。中醫方面，主張補肝補腎、補充元氣等方法進行調理，可食用何首烏、豬肝、枸杞子等。

首烏黃豆燴豬肝 \ 養血明目 /

材料 豬肝 200 克、黃豆 50 克、製何首烏 5 克、生薑片

調料 料酒、鹽各適量

做法
1. 製何首烏加水煮沸，取汁待用；豬肝洗淨，切片。
2. 將黃豆煸炒出香味，加入煮好的首烏汁大火煮沸，放入豬肝，轉小火燜煮至黃豆酥爛，放入生薑片煮一下，再加料酒、鹽調味即可。

用法 佐餐食用，每星期 2~3 次。

> **特別叮嚀** 此方需選經過黑豆煮汁拌蒸的製何首烏，非直接切片入藥的生何首烏，如此才能達到養血明目、補益精血、補肝腎的功效。

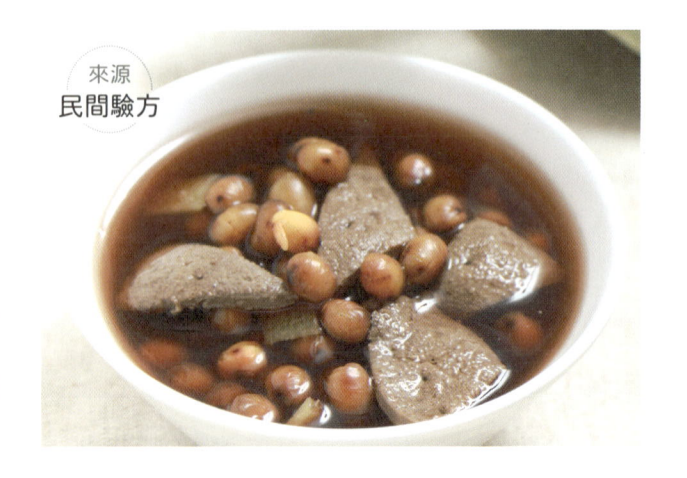

來源 民間驗方

製何首烏與黃豆、豬肝同燴，有助於滋補肝腎、補益精血、養血明目，對早期老年性白內障有一定的調理作用。

同效小偏方

杞菊決明子茶改善視物模糊

取枸杞子 3 克、菊花乾品 3 克、決明子 3 克，一起放入杯中，倒入沸水，蓋杯蓋燜泡 10 分鐘即可飲用。

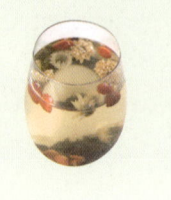

慢性支氣管炎

西瓜籽飲清肺化痰

慢性支氣管炎多發生於老年人，主要症狀爲反復發作的咳嗽、咳黏痰，而且早晚咳痰較多，秋冬季加重，一般病程較長。日常使用清肺化痰的小偏方可幫助緩解症狀，如西瓜籽清肺飲、生薑糖水等。

西瓜籽飲 \ 清肺化痰 /

材料 西瓜籽500克
調料 冰糖適量
做法
1. 西瓜籽和適量水用調理機打碎，再倒入鍋中，用小火煮2小時，待汁變濃再加冰糖，煮至冰糖溶解。
2. 過濾取汁，放入冰箱冷藏，可放置1星期。

用法 每次取半杯加開水飲用，每天1次。此方適用於肺熱導致的咳嗽、咳痰。

特別叮囑 西瓜籽宜整個打碎，可使其外殼和籽仁的藥用價值都得到發揮。

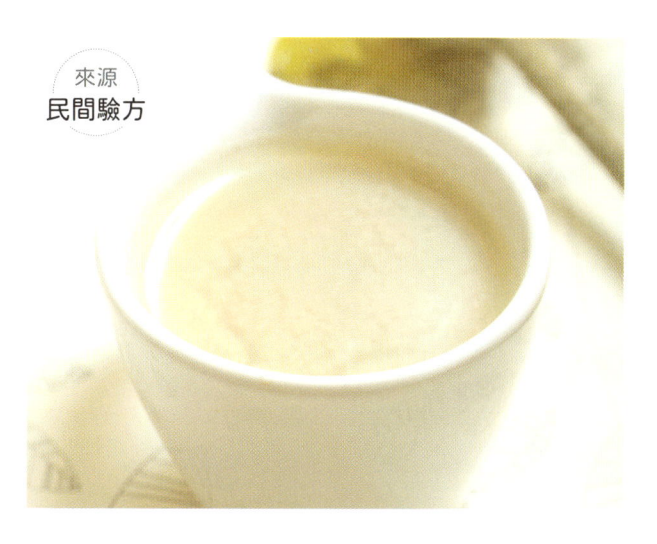

來源 民間驗方

西瓜籽可以善於潤肺化痰、和中潤腸，對咳嗽痰多、食欲不振、便祕等，都有很好的緩解作用。搭配冰糖製成清肺飲，特別適合慢性支氣管炎的患者。

同效小偏方

生薑糖水溫肺散寒

生薑有溫中散寒、化痰止咳等功效。搭配麥芽糖煎煮成湯，適用於肺寒咳嗽、咳痰的支氣管炎者。取生薑15克、麥芽糖10克，加水煎煮成濃湯，趁溫熱慢飲即可。糞便祕結、眼睛發紅的人，不宜食用麥芽糖，可用紅糖代替。

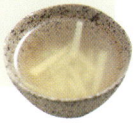

風濕病

木瓜燉松仁舒緩關節疼痛

中醫認為，風濕病是由於外邪濕氣侵入經絡、肌肉和關節，導致氣血閉塞不通，症狀多為關節疼痛、活動不靈活。調理風濕病，宜扶正祛邪、補益正氣，建議用木瓜燉松仁、生薑雞來輔助調理。

木瓜燉松仁 \ 舒筋活絡 /

材料 中藥木瓜乾品 6 克、松子 10 克

做法
1. 乾木瓜洗淨；松子去殼，留仁。
2. 將乾木瓜、松子仁放入燉盅，加入適量水，用大火煮沸後轉小火煮 25 分鐘即可。

用法 吃木瓜、松仁，喝湯。可佐餐食用，也可單獨食用。

特別叮囑　在《中國藥典》中，中藥木瓜來源於薔薇科植物貼梗海棠的乾燥近成熟果實。而大家日常吃的水果木瓜，原名為「番木瓜」，來源於番木瓜科、番木瓜屬的成熟果實。這兩種「木瓜」來源不同，不能互相替換。

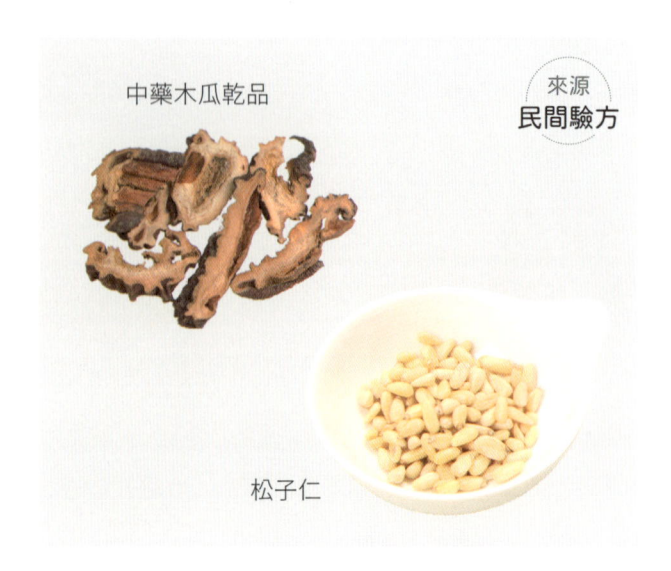

中藥木瓜有舒筋止痙攣、通絡化濕的功效，有助於緩解關節疼痛等，對風濕性關節炎的消腫作用較好。

同效小偏方

生薑雞舒筋活絡

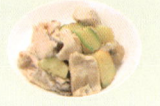

生薑的外皮有利水消腫的功效，和雞肉搭配，可幫助緩解風濕病關節疼痛等症狀。取公雞 1 隻、生薑 50 克。公雞處理後與生薑都切成小塊，小火爆炒後燜熟，不放油和鹽。每星期或半個月吃 1 次。

中藥木瓜乾品

松子仁

來源 **民間驗方**

眩暈症

甘味茯苓湯調理頭暈目眩

眩暈症狀為頭暈目眩、視物模糊、站立不穩，同時伴有噁心嘔吐、冒冷汗等。對於眩暈症患者，飲食宜清淡、低鹽，並加強鍛鍊、增強體質，不宜從事高強度危險工作，防止發生意外。日常生活中，甘味茯苓湯、菊花白米粥等小偏方，有助於調理眩暈症。

甘味茯苓湯 \ 燥濕利水 /

材料 茯苓15克、五味子5克、甘草6克
做法 所有材料用水煎煮，或者泡茶飲用。
用法 每天2次。

特別叮囑 咳嗽初期的人，不宜食五味子。

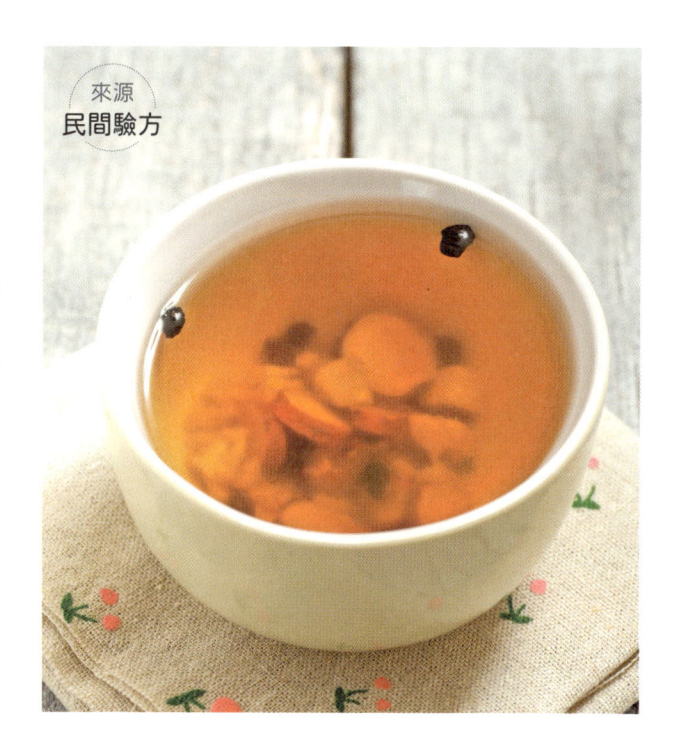

茯苓味甘、淡，性平，具有利水滲濕、益脾和胃、寧心安神的功效；五味子味酸、甘，性溫，有益氣生津、補腎寧心等功效。此湯有助於緩解低血壓引起的眩暈症狀。

來源 **民間驗方**

同效小偏方

菊花白米粥疏風清熱

此方適用於外感風寒所引起的頭暈目眩等症狀。取乾菊花5克、白米50克，將白米熬煮成粥，加入乾菊花稍煮片刻即可。每天1次。

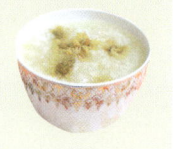

老年便祕

五果仁粥排便效果佳

中醫認為，老年便祕多因身體機能衰退、氣血虧耗、陰陽失調，使大腸傳導功能失常所致，會出現糞便乾、排出費力。老年人排便難，用力排便時會誘發腦出血、急性心梗的風險，所以要更加重視。調理老年人便祕應從補益氣血入手，用潤燥、緩下等方式來緩解，五果仁粥、地瓜湯等效果佳。

五果仁粥 \ 緩解氣血虧虛引起的便祕 /

材料 白米50克、黑芝麻仁8克、松子仁8克、核桃仁8克、桃仁8克、甜杏仁8克

做法
1. 將上述五仁洗淨後，混合在一起碾碎；白米洗淨，用水浸泡30分鐘。
2. 鍋內加適量水煮沸，放入白米，大火煮開後轉小火煮30分鐘，至米爛粥稠，加入五仁碎繼續煮5分鐘即可。

用法 連吃3~7天，通便後即停食

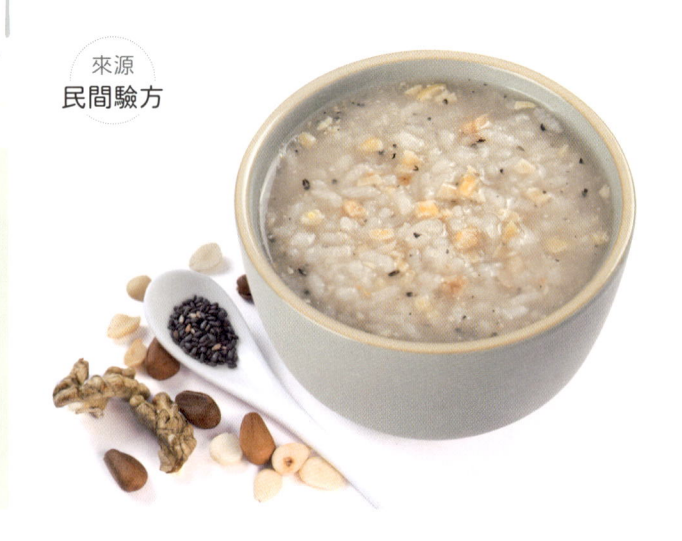

來源 民間驗方

芝麻味甘、性平，能滋養肝腎、潤燥滑腸；松子仁味甘、性微溫，能益肺、潤燥、滑腸；核桃仁味甘澀、性溫，能補腎益精、潤腸通便；甜杏仁性平、味甘，能止咳、通便；桃仁可潤燥滑腸。五仁皆富含油脂，同用相輔相成，適合氣血虧虛、糞便乾結的老年便祕患者。

同效小偏方

地瓜湯排便順暢

取地瓜塊150克、薑片2克，放入清水鍋中煮熟即可。

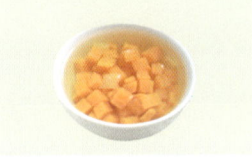

CHAPTER
6

兒童小病照護帖

感冒・鼻塞・退燒・愛尿床・
夜間盜汗・腹瀉・多動症・挑食厭食……

感冒清涕鼻塞

紫蘇葉生薑水舒緩風寒感冒

孩子受涼感冒時，會出現流清鼻涕、打噴嚏、鼻塞等症狀。初期症狀不嚴重時，可透過偏方緩解症狀，幫助康復。紫蘇葉是常見的散寒解表中藥，可以煮水給孩子喝，或者用來泡腳效果也不錯。同時，要提醒孩子多喝水，並保持屋內空氣濕潤流通等。

紫蘇葉味辛、性溫，有發表、散寒、行氣的作用；生薑有發汗解表、化痰止咳的作用。《本草匯言》記載：「治風寒感冒，生薑五片，紫蘇葉一兩，水煎服。」

紫蘇葉生薑水 \ 緩解風寒感冒症狀 /

材料 紫蘇葉3克、生薑5克
做法
❶ 紫蘇葉、生薑洗淨，放入鍋中。
❷ 倒入2杯水，蓋鍋蓋後大火煮沸，改小火煮3分鐘，關火後悶7~8分鐘，取汁即可。
用法 代茶頻飲。

特別叮嚀 紫蘇葉熬煮時間不要太長，也可以用開水泡。飲用此茶前，需讓孩子吃點東西，否則元氣不足，難以發汗；喝完以後，如果孩子感覺身體熱了，微微出汗即可停服。製作時，也可加點紅糖調味。

同效小偏方

薰鼻緩解風寒流涕

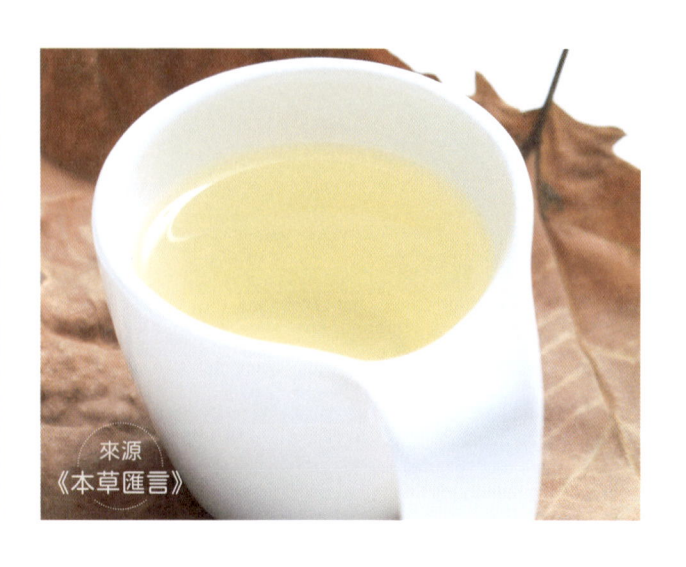

薰鼻可以緩解風寒感冒引起的流涕、頭痛等症狀。取防風、荊芥、白芷、辛夷、紫蘇葉各3克，放入水鍋中煮沸後再煮2分鐘，關火。倒入碗中，孩子的頭位於離碗上方約30公分的位置，用熱氣薰蒸10分鐘即可。

來源《本草匯言》

感冒咳黃痰

川貝冰糖燉梨潤肺化痰

孩子感冒快好時，有時還會咳嗽、咳黏稠黃痰、舌質紅、糞便乾、手腳易發熱、尿黃等症狀，說明體內仍有熱邪殘留，此刻可以用川貝冰糖燉梨調理。此外，每天晚上用熱水泡腳，也有輔助調理的作用。

川貝冰糖燉梨 \ 清熱潤肺化痰 /

材料 雪梨 1 個、川貝 5 克
調料 冰糖 10 克
做法
❶ 雪梨洗淨，從頂部切下梨蓋，再用湯匙將梨芯挖掉，中間放入川貝和冰糖。
❷ 將梨蓋蓋回，用幾根牙籤固定住。
❸ 雪梨放在杯子或大碗裡，放入大鍋中，隔水燉約 30 分鐘至整個梨肉呈現透明狀即可。
用法 每天吃 1 次，連續吃 3 天。

川貝性微寒，味苦、甘，歸肺、心經，可潤肺止咳、清熱化痰，加入滋潤的冰糖和梨，效果更好。

同效小偏方

泡腳疏通經絡緩解感冒

感冒初期，用溫水或泡腳方給孩子泡腳，可以經過足部的多條經絡，幫助調理感冒。取艾葉 10 克、金銀花 2 克、大青葉 10 克、荊芥 2 克，煮沸後降溫再泡腳即可。

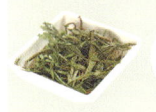

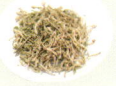

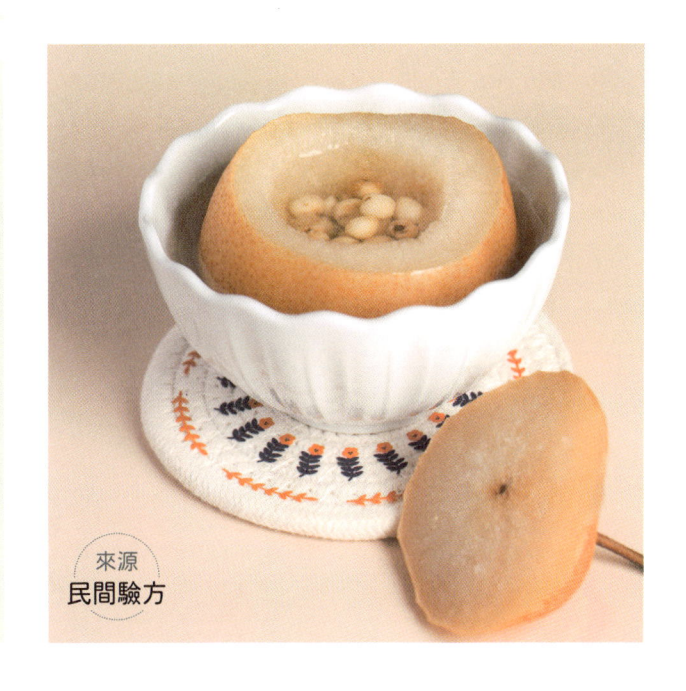

來源
民間驗方

感冒咳白痰

烤橘子改善感冒止咳

孩子感冒後期咳白痰,主要是因為脾胃陽氣不足,無法清除體內殘餘的寒邪。這時候可以用烤橘子、蘇葉橘紅飲進行調理。

烤橘子 \ 散寒止咳 /

材料 橘子1個

做法
1. 橘子洗淨後擦乾,放入烤箱中,用中高檔火力(大約180°C)烤10分鐘左右。
2. 烤至表面微焦後稍冷卻,趁著溫熱剝開橘皮,吃掉果肉。

用法 建議每次吃1個,每天吃2次。具體次數需根據孩子的年齡和胃口決定。

特別叮囑 橘子皮顏色變黑即可,不要烤成炭。

中醫把橘子的皮分成兩種中藥,帶裡面白色橘絡的經曬乾後是陳皮,有和中理氣、化痰止咳的作用;把裡面白色的橘絡刮掉,烘乾以後為橘紅,橘紅能夠散寒、行氣、燥濕化痰,對外感風寒導致的咳嗽,效果較好。

來源 民間驗方

同效小偏方

蘇葉橘紅飲
散寒止咳祛痰

紫蘇葉性溫、味辛,能發表、散寒、理氣。橘紅味辛苦、性溫,能理氣寬中、燥濕化痰。取紫蘇葉3克、橘紅3克,加水煮沸後即可。

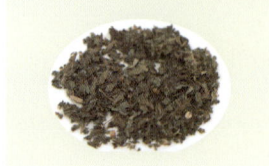

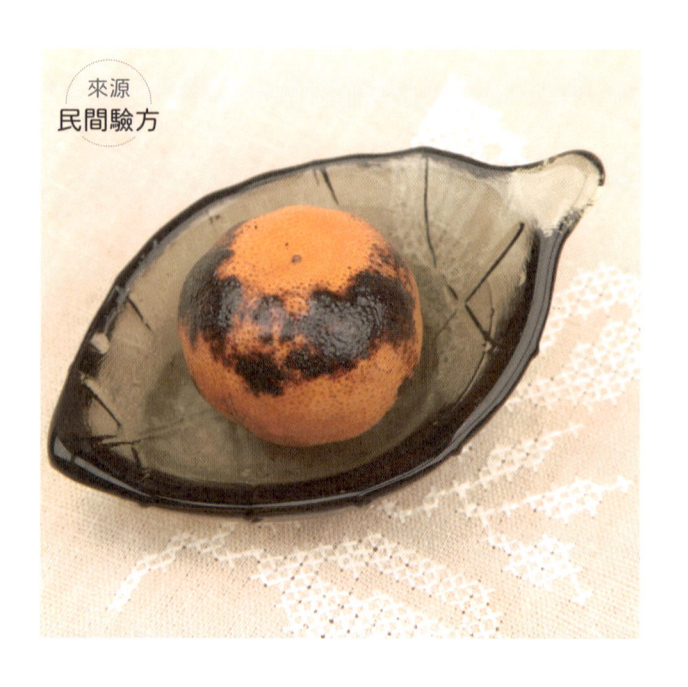

兒童百日咳

桑葉枇杷湯除肺熱燥咳

百日咳是由百日咳桿菌導致的急性呼吸道傳染病，呈陣發性痙攣性咳嗽，伴有特殊的吸氣吼聲，病程最長可達 3 個月左右。百日咳比一般咳嗽厲害，尤其是夜間很嚴重。中醫認爲，百日咳是痰熱膠結、深伏氣道導致肺氣上逆，建議用桑葉枇杷湯、鹹金橘冰糖茶來緩解。需要注意的是，久咳不癒的兒童需第一時間就醫，然後根據醫囑治療，並配合家庭驗方輔助調理。

桑葉枇杷湯 \ 潤肺止咳 /

材料 鮮桑葉 5 克、百部 5 克、枇杷葉 5 克
做法 全部材料和適量水用大火煮沸，轉小火煮 10~15 分鐘即可。
用法 每天 2 次。

> **特別叮嚀** 百部具有溫補作用，脾虛、腹瀉的孩子不宜用百部，以免加重不適症狀。

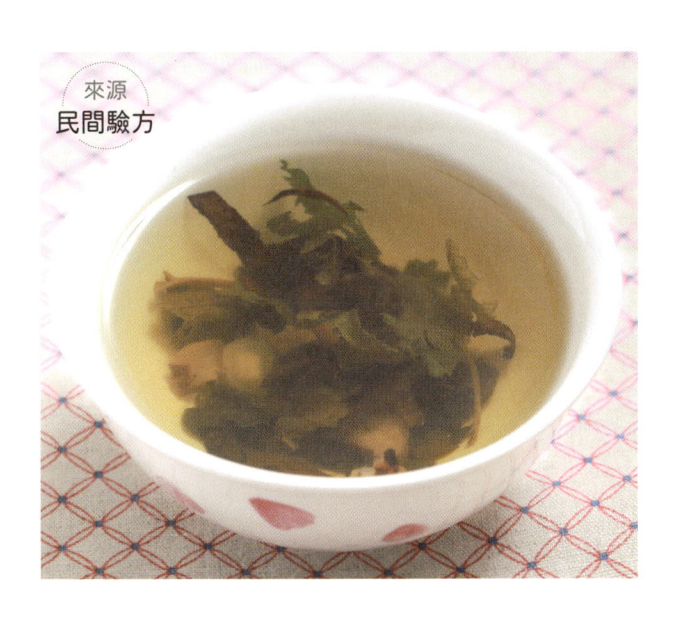

百部性微溫，味甘、苦，歸肺經，有潤肺止咳的效果。桑葉性寒，味甘、苦，歸肺、肝經，常用於風熱感冒、頭痛頭暈、肺熱燥咳等症。枇杷葉性微寒，味苦，歸肺、胃經，有清肺止咳的功效。

來源：民間驗方

同效小偏方

鹹金橘冰糖茶 潤肺止咳

鹹金橘有理氣化痰、止咳的功效，搭配冰糖可增強理氣潤肺的功效。取鹹金橘 2 個，用清水洗淨，放入碗內搗爛，然後加入冰糖，用溫開水泡開，濾渣即可，每天喝 1 小杯。

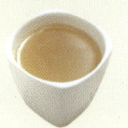

積食發熱

焦三仙水健脾促進消化

孩子的消化能力較差，日常飲食若稍微不注意，食物在孩子體內積滯久了會鬱而化熱，熱與積滯相結合會產生內熱，如果內熱無法及時排除，就會外發而出現發熱。積食發熱時，應吃些粥、湯、牛奶等易消化的流食，採減少衣服、冰敷等物理降溫方法，也可以煮焦三仙水、山楂雞內金粥來調理不適。

> 焦三仙是焦山楂、焦麥芽、焦神曲，這三味藥都有良好的消積化滯功效。其中焦山楂是去肉食積滯，焦麥芽和焦神曲是化穀麵之積。炒雞內金也有健脾消食的作用。

焦三仙水 \ 消積化滯、強健脾胃 /

材料 焦麥芽、焦山楂、焦神曲、炒雞內金各3~5克

做法
① 全部材料用清水洗淨，一起放入鍋中。
② 加入適量水，蓋鍋蓋後大火煮沸，轉小火煮5分鐘，關火後悶7~8分鐘即可。

用法 濾渣後喝水。每天喝3次，連續喝2~3天。5歲以下的孩子，可以減量，如3歲以下用一半的量。

來源 民間驗方

同效小偏方

山楂雞內金粥幫助消化

取生山楂片5克、雞內金粉5克、白米50克，一起放入鍋中，加適量水，熬煮成粥即可。每天1~2次。

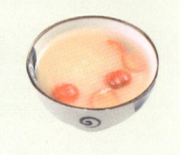

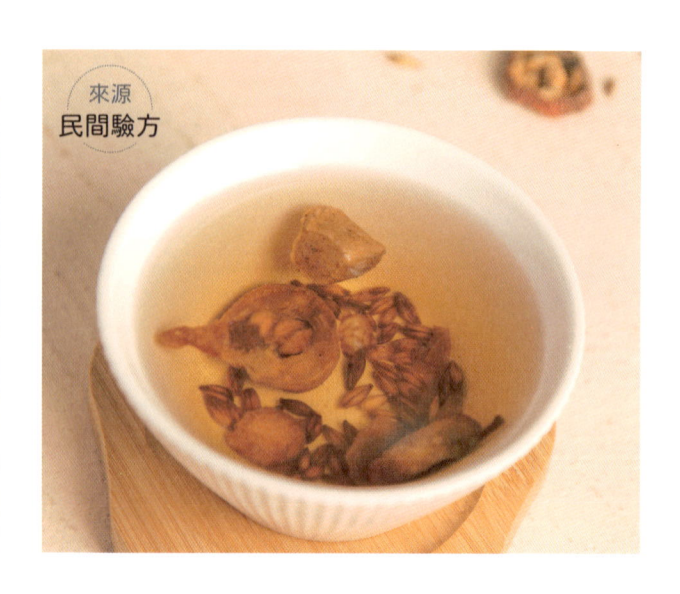

退燒

蘆根粥清熱退燒

發熱本身非疾病，而是一種症狀。事實上，它是身體為了抵抗病毒與細菌所產生的保護反應。腋下溫度 36~37.4°C 為正常，超過 37.5°C 則為發燒狀態，超過 41°C 為超高發燒，應儘快就醫。孩子稍微發燒時，採取洗溫水澡、少穿衣服等物理降溫法，同時注意補充水分，預防防脫水。可根據情況用蘆根粥、西瓜番茄汁輔助調理。

蘆根粥 \ 清熱生津助退燒 /

材料 鮮蘆根 10 克、白米 35 克
做法
1. 鮮蘆根洗淨後放入鍋中，加適量水大火煮沸，取汁待用。
2. 鍋中加適量水，倒入洗淨的白米，熬粥至八分熟時，倒入藥汁，續煮至粥熟軟即可。

用法 每天 2~3 次。

> **特別叮嚀** 蘆根粥適合外感風熱的孩子食用，宜現做現吃，不宜存放太久。

蘆根有清熱生津、和胃止嘔、利尿除煩的作用。新鮮蘆根的水液尤其豐富，生津止渴作用最佳，與白米一起熬粥，既補胃之津液，又能止渴除煩，所以可用於輔助治療熱病傷津、煩熱口渴者。

同效小偏方

西瓜番茄汁 除煩止渴

取西瓜果肉 100 克、番茄塊 100 克放入調理機，加入適量冷開水攪打均勻即可。每天 2 次。

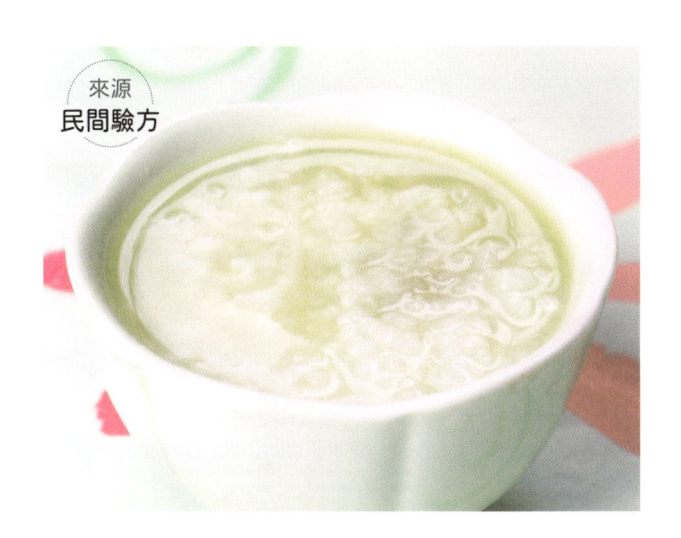

來源 民間驗方

小兒驚風

石菖蒲生薑汁預防癲癇發作

驚風又稱驚厥，以肢體抽搐、兩目上視、意識不清、昏迷為特徵。孩子驚風時，應去枕頭平臥，並把頭部偏向一側，解開衣領，保持呼吸道暢通，用手指按壓孩子的百會穴 2~3 分鐘。一般情況下，小兒驚風 3~5 分鐘就能緩解，如果 10 分鐘未緩解，或短時間內反覆發作，建議儘快就醫。發生過小兒驚風的孩子，建議飲用石菖蒲生薑汁，可預防其復發。

石菖蒲生薑汁 \ 適用於小兒驚風 /

- **材料** 生薑 15 克、石菖蒲 10 克
- **做法** 石菖蒲、生薑用清水洗淨，一起搗爛，取汁備用。
- **用法** 隔夜湯溫熱灌服。每天 1 次，連續飲用 3~5 天。

來源：民間驗方

《神農本草經》記載：石菖蒲「開心孔，補五臟，通九竅，明耳目，出音聲。」石菖蒲可化痰開竅、化濕行氣、醒神益智。

同效小偏方

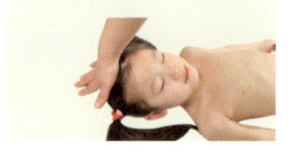

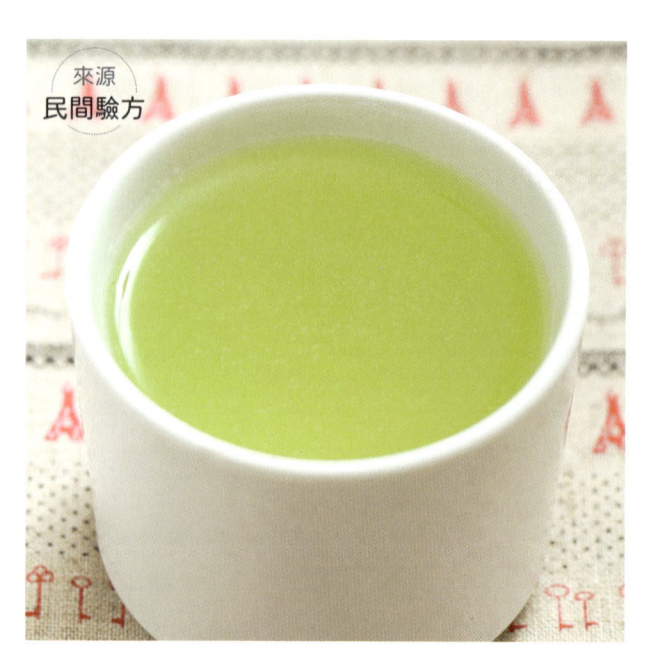

按壓百會穴鎮驚安神

百會穴位於頭部，兩耳尖連線中點與眉間的中心線交匯處的凹陷處。小兒驚風突然發作時，用手掌掌心按揉百會穴 50 圈，能鎮驚安神，緩解孩子發作的症狀，同時儘快就醫。

挑食厭食

捏脊改善脾胃功能

小兒挑食、厭食，一般是脾胃不和、消化不良的症狀，長期挑食、厭食會影響正常生長發育，出現這種情況時，可以給孩子吃點幫助消化的食物，也能為孩子按摩來調理脾胃。

捏脊 \ 調理臟腑功能、促進孩子生長 /

取穴 後背正中，整個脊柱，從大椎穴至長強穴成一直線。

方法 讓孩子趴在床上，家長先輕輕按摩孩子背部，使肌肉放鬆，然後用拇指指腹和食指中節靠拇指的側面，自下而上提捏孩子脊旁1.5寸處皮膚。通常捏3~5遍，在捏第4、第5遍時，每捏3下將背脊皮膚提1下，稱為「捏三提一法」。

特別叮囑 捏脊的走向一定是從下到上，不能反過來，也不能來回操作。

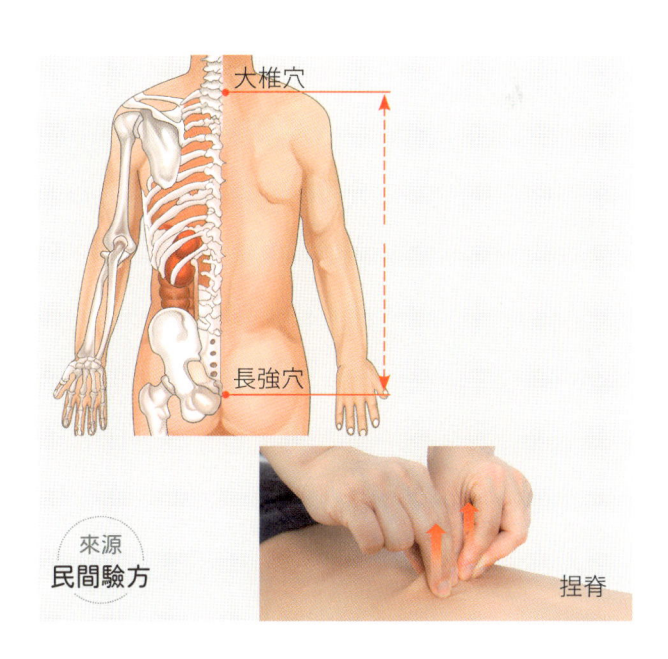

捏脊可以疏通經絡、健脾和胃，改善臟腑功能，對治療「積滯」症狀，有很好的療效。

同效小偏方

小米山藥粥
健脾利胃

此方可強健脾胃，有利於病後體虛的孩子恢復體力。取山藥片20克、小米100克。將山藥片、小米放水鍋中，熬煮成粥即可。每天1次。

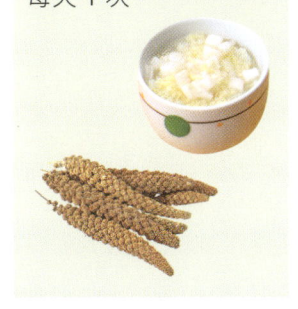

來源 **民間驗方**

大椎穴

長強穴

捏脊

愛尿床

韭菜籽餅溫腎止尿床

小兒尿床又稱遺尿，是指5歲以上的孩子夜間不自主排尿，每星期至少出現2次，持續3個月。長期尿床的孩子會出現臉色變黃、精神不振、消化功能減弱等症狀。日常飲食注意少鹽，少吃辛辣刺激的食物，晚飯後控制飲水量，養成良好的排尿習慣，不憋尿。中醫認為，愛尿床與腎和膀胱功能失調有關，應補腎氣，可用韭菜子餅、核桃蜂蜜輔助調理。

> 韭菜的種子有溫補肝腎之功效，適用於遺尿、尿頻、腰膝酸痛、陽痿遺精等症。

韭菜子餅 \ 溫腎止遺 /

材料 韭菜籽15克、麵粉50克
做法 將韭菜子研磨成細末，麵粉加適量水，再加入韭菜籽末，混合揉成麵團後壓平，放入平底油鍋中，煎至兩面金黃熟即可。
用法 早晚各吃1次，連續吃5天。

特別叮囑 癰疽瘡腫、皮膚濕疹、陰虛火旺的孩子忌食。

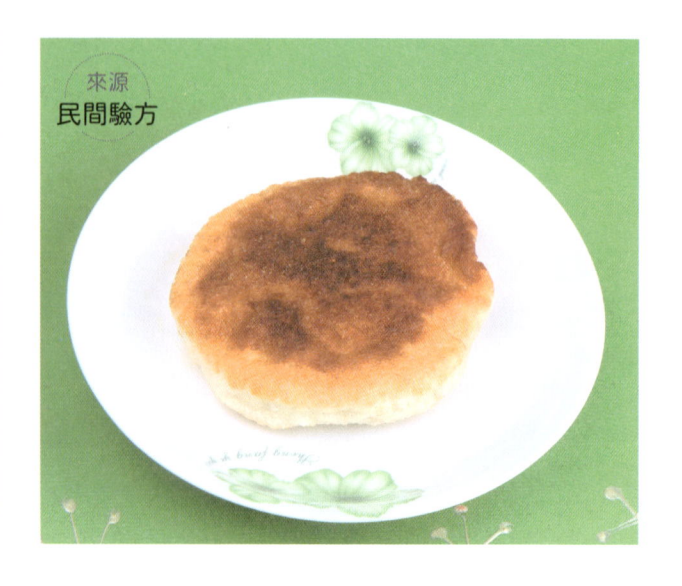

來源：民間驗方

同效小偏方

核桃蜂蜜調理尿床症

核桃蜂蜜有補腎填精、潤燥通便等功效，可輔助調理腎虛腰痛、尿頻等症。取100克核桃仁（約6個）放入鍋內乾炒，待核桃仁稍微焦時，盛出，沾蜂蜜食用，每次1個，每天2次。

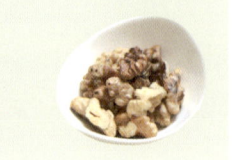

夜啼

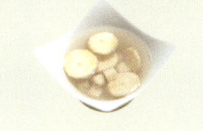

小天心和精寧穴健脾安神

有的孩子白天能夠安然入睡，一到晚上就煩躁不安、哭鬧不止，或每到夜晚就定時哭，甚至哭到天亮。這些孩子常被稱為夜啼郎。日常預防應正常作息，白天讓孩子少睡覺、多曬太陽，補充維生素 D_3 促進鈣吸收，有助於夜間睡眠。中醫調理以健脾安神為原則，按摩小天心和精寧穴、飲山藥茯苓湯，效果都不錯。

掐揉小天心、掐按精寧 \ 心神安寧 /

取穴
1. 小天心位於手掌大小魚際交界處的凹陷中。
2. 精寧位於手背第 4、5 掌骨縫隙間（無名指與小指掌骨縫隙間）。

方法
1. 掐揉小天心：用中指指端掐揉孩子小天心 20 次。
2. 掐按精寧：用拇指的指甲著力，掐按孩子手背處的精寧穴 5~10 次。

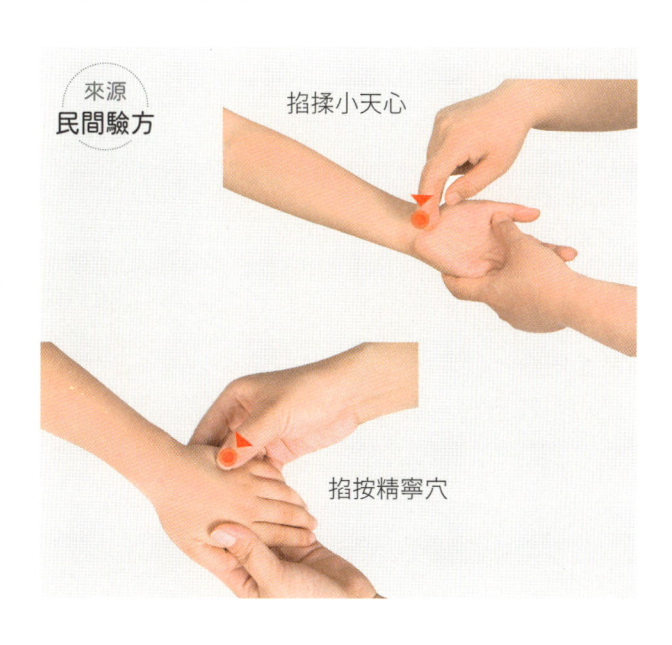

> 每天掐揉小天心 20 次，掐按精寧 5~10 次，主治夜啼、驚風，有清心火、安心神的作用，可以改善孩子的睡眠。

來源：民間驗方

掐揉小天心
掐按精寧穴

同效小偏方

山藥茯苓湯寧心安神

此方有健脾補中、寧心安神、固腎益精的功效。取山藥、茯苓各 10 克一起放入鍋中，加適量水大火煮沸，轉小火續煮 25 分鐘，放置降溫，加入少許白砂糖拌勻即可。每天 1 次，連續喝半個月。

睡覺磨牙

使君子龍眼丸驅蟲消食

孩子磨牙可能是階段性的，也可能每夜都發生。腸道寄生蟲、精神緊張、消化功能紊亂、營養不均衡、牙齒發育不良等，都可能引起孩子磨牙。孩子正處於生長發育的階段，磨牙會影響睡眠、使牙釉質受到損害，家長要及時關照孩子。如果原因來自腸道寄生蟲導致的磨牙，可以試試如下方法。

使君子龍眼丸 \驅蟲健脾/

材料 使君子1個、黑芝麻20克、龍眼5顆
做法
1. 使君子仁和黑芝麻研磨成粉，加適量冷開水調成糊狀。
2. 龍眼去核，將調好的粉糊填進龍眼肉中。

用法 每天早上空腹食用。

特別叮囑 使君子仁的服用量，按照年齡決定，1歲孩子1個使君子仁、2歲2個、3歲3個，依此類推，最多不超過10個。

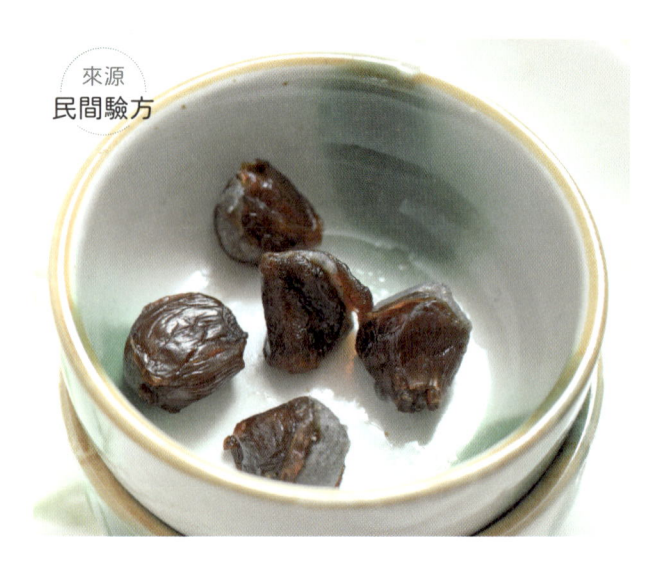

來源 民間驗方

中醫認為，使君子味甘、性溫，歸脾胃經，可以殺蟲消積，但有小毒，不可常吃，中病即止。

同效小偏方

南瓜子仁 殺蟲健脾

取南瓜子仁適量，用小火炒熟，研磨成粉末，加入白砂糖拌勻即可。每天10克，溫水沖服。

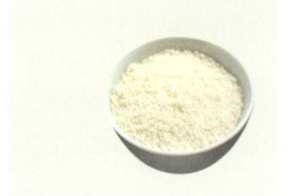

夜間盜汗

浮小麥飲除熱止汗

盜汗是入睡後異常出汗，醒後汗止為特徵的一種病症。孩子活力旺盛，比成人更容易出汗，特別是頭部，如果是在天氣炎熱、劇烈活動或情緒激動時出汗，而沒有其他異常，這是生理性出汗，不需服藥。如果孩子睡覺時出汗量大，浸濕被枕，還伴有煩躁、頭暈、變瘦、疲倦、尿量少、糞便乾燥等症狀，就要考慮病理性盜汗的可能。病理性盜汗建議用如下偏方緩解。

> 中醫認為浮小麥性涼、味甘，入心經，有益氣養心、除熱止汗的功效。

浮小麥飲 \ 除熱止汗 /

材料 浮小麥 10 克
做法 浮小麥洗淨後放入鍋中，加適量水大火煮沸，轉小火續煮 15~20 分鐘即可。
用法 代茶飲用。

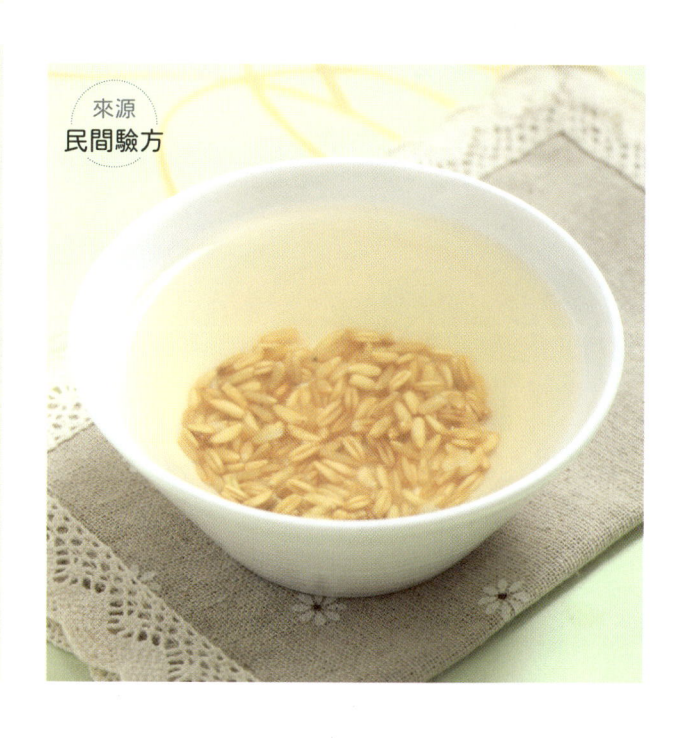

來源 民間驗方

同效小偏方

**黃芪粥
固表止汗**

黃芪味甘、性微溫，可補氣升陽、固表止汗，對因氣虛導致的孩子出汗、盜汗有較好的療效。取黃芪 5 克、白米 50 克。將黃芪煎煮成汁，用黃芪汁煮白米粥至熟即可。每天 1 次。

流口水

止涎餅改善寶寶流口水

中醫認為，脾胃濕熱和脾胃虛寒都會導致孩子流口水（流涎）。4個月大的孩子開始長牙，因唾液分泌增多而流口水，這是正常的生理現象。如果孩子2歲後還經常流口水，有可能是病理現象。中醫治療小兒流涎，以健脾止涎為原則，可用止涎餅、吳茱萸敷湧泉來調理。

止涎餅 \ 調理小兒流涎 /

材料 土炒白术10克、益智仁8克、麵粉100克、鹽5克

做法
1. 益智仁和土炒白术研磨成粉混勻，分12份；麵粉加水拌勻成麵團，切成12個小麵團。
2. 每個麵團內加1份藥粉，加適量鹽，擀成圓形餅狀。
3. 平底鍋中倒少量油，將餅煎至兩面金黃熟即可。

用法 佐餐食用，每天吃1個。

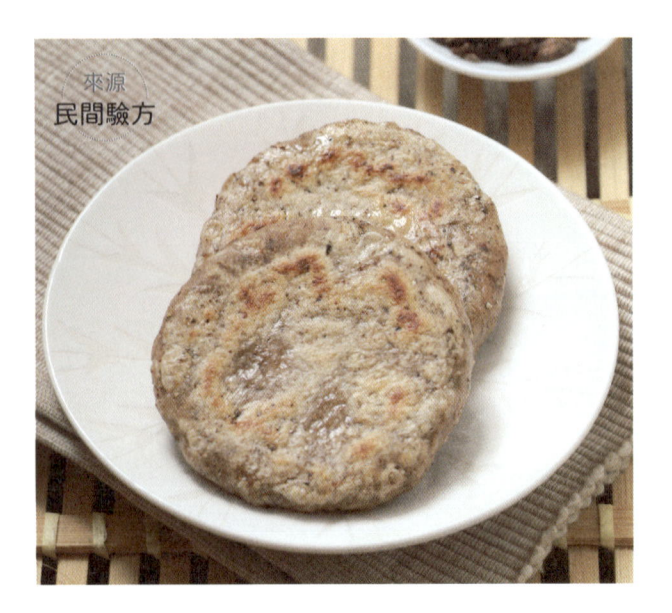

> 此方能滋補脾胃、攝納津液，有利於輔助小兒流涎的治療。

同效小偏方

吳茱萸敷湧泉穴調理流涎

取吳茱萸30克、天南星15克，一起研磨成粉末，放入瓶中備用。服用時取藥粉15克，加陳醋調成糊，貼在湧泉穴，用紗布包裹防脫落。每12小時換1次，連續敷3~4次。

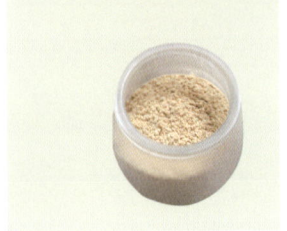

來源：民間驗方

水痘

香菜蘿蔔湯透發痘疹

水痘是一種由水痘帶狀皰疹病毒初次感染引起的急性傳染病，主要發生在嬰幼兒身上，以發熱及成批出現於身性紅色斑丘疹、皰疹、痂疹為特徵，傳染率很高。接種水痘疫苗是預防水痘最好的方法。日常調理，避免孩子吃辛辣、刺激性強的食物，如薑、蒜、洋蔥、芥菜、羊肉等，也不要吃太甜、太鹹、油膩的食物及溫熱的補品。同時，可用香菜蘿蔔湯、野菊銀花湯輔助改善。

> 香菜即芫荽，有透發痘疹、健胃的作用，可輔助嬰幼兒水痘的改善。

香菜蘿蔔湯 \ 透發痘疹 /

材料 香菜 50 克、板栗肉 50 克、紅蘿蔔 80 克、去皮荸薺 60 克

做法 全部材料洗淨後切碎，一起放入砂鍋中，加適量水大火煮沸，轉小火續煮 10~15 分鐘，去渣留湯水即可。

用法 每天 2 次，溫熱飲用。

特別叮囑 水痘已透或者雖未透，但熱毒壅滯的孩子不宜食用。

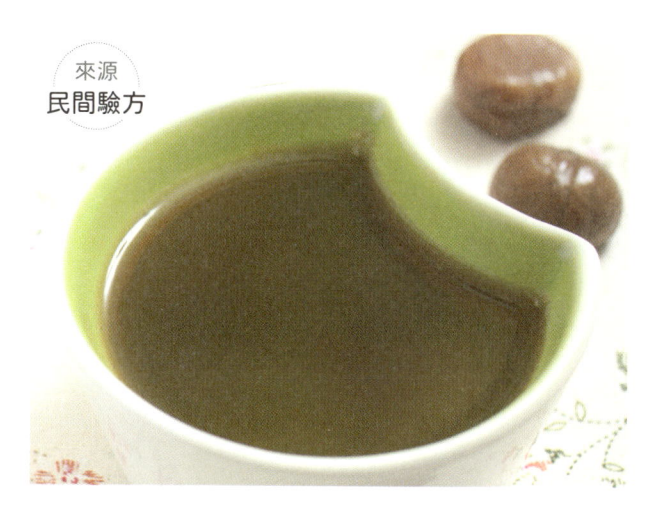

來源 民間驗方

同效小偏方

野菊銀花湯 疏風清熱

取甘草 3 克、野菊花 5 克、金銀花 5 克、紫草 5 克。以上材料和適量水放入鍋中，大火煮沸後轉小火續煮 15 分鐘即可。每天 2 次。

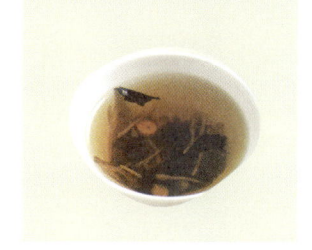

肺炎

鮮藕茅根水清熱止咳

肺炎一年四季都有可能發生，春季和冬季更常見。肺炎臨床症狀為發熱、咳嗽、氣促、呼吸困難和肺部細濕囉音，也有不發熱而咳喘重者。3歲以內的嬰幼兒發病率較高，一旦發現應及時就醫。平時給孩子食些鮮藕茅根水、橄欖蘿蔔粥，可幫助恢復健康。

白茅根味甘性寒，善清肺、胃之熱，有利尿作用，能導熱下行。蓮藕有利於治療咳嗽咯血、熱病口渴等症。二者合食，能幫助清熱止咳。

鮮藕茅根水 \ 清熱止咳 /

材料 鮮蓮藕200克、鮮白茅根50克
做法 全部材料洗淨後切碎，與適量水大火煮沸，轉小火續煮10分鐘即可。
用法 每天4~5次。

特別叮囑 白茅根性寒，脾胃虛寒、腹瀉的人忌食；在飲用鮮藕茅根水的時候，忌辣椒、薑、蔥等溫熱的食物。

來源 民間驗方

同效小偏方

橄欖蘿蔔粥止咳化痰

橄欖和白蘿蔔同食，可以調理孩子肺炎發熱、咳嗽、痰黃黏稠等。取白蘿蔔片100克、去核青橄欖30克、糯米50克，一起放入水鍋中熬成粥即可。每天1次，連續吃1~2星期。

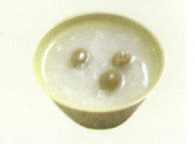

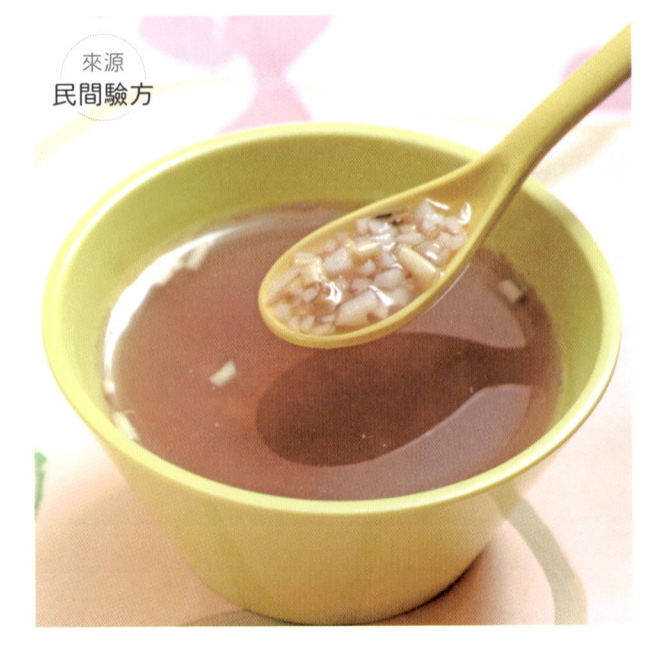

腹瀉

山藥扁豆粥緩解脾胃虛弱

中醫將腹瀉分成四類:「寒濕瀉」呈現糞便稀、顏色淡、有泡沫,可以吃溫經散寒的食物,如生薑、胡椒等;「濕熱瀉」呈現尿少、大小便顏色發黃、糞便如水樣、腹瀉,可選擇吃馬齒莧;「傷食瀉」會不愛吃飯、腹脹、口中有酸臭味,可選擇焦山楂等健胃消食的食物;「脾虛瀉」會不愛動、臉色發黃、食欲差、糞便常有殘渣,可選擇山藥、黃芪、菠菜等食物,如下偏方可調理腹瀉。

山藥扁豆粥 \ 疏肝和胃、調理脾虛瀉 /

材料 山藥100克、白扁豆20克、白米30克
調料 鹽少許
做法
1. 山藥洗淨,去皮後切塊;白扁豆、白米分別洗淨。
2. 所有材料放入鍋中,加適量水煮成粥,用鹽調味即可。

用法 兩天吃1次,每天2次。

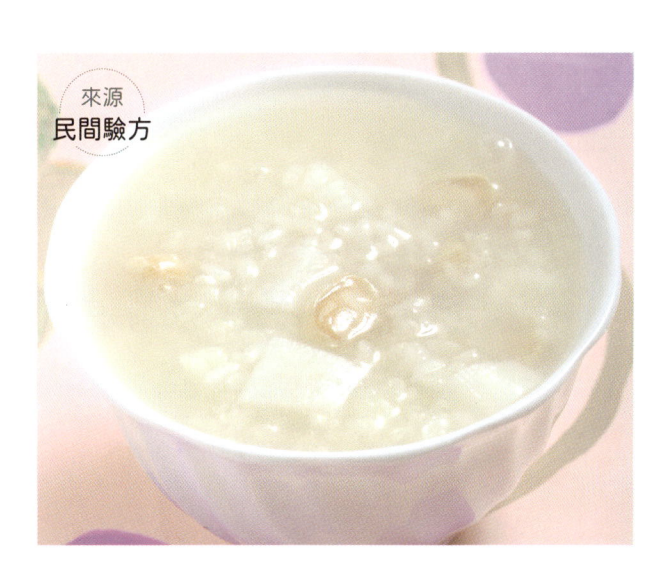

來源 **民間驗方**

此粥有健脾養胃、化濕止瀉的功效,適合脾胃虛弱的孩子食用,幫助減輕腹瀉症狀。

同效小偏方

**山楂糖漿
減輕腹瀉**

取山楂300克,洗淨去核,加適量水、白砂糖熬煮成山楂糖漿。每次口服5~10毫升,每天2次。

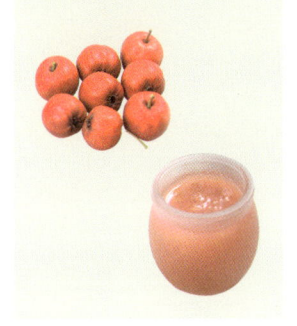

腸絞痛

摩臍揉臍促進腸胃蠕動

腸絞痛多發生於6個月內的嬰兒，4~6個月後會自行緩解。主要症狀是持續哭鬧，這種哭鬧多出現在傍晚，而且每天在固定時段出現不適。發生腸絞痛時，家長可用摩臍、揉臍、繈褓抱、飛機抱等方法來緩解。

摩臍揉臍 \ 緩解腸絞痛 /

取穴 腹部肚臍處。

方法 讓孩子躺在床上，家長將左手手掌橫放在孩子的左下腹部，然後手掌沿著順時針方向滑動至孩子的左上腹部，然後經右上腹部至孩子的右下腹。反復按揉幾次。

特別叮嚀 在按摩的時候要稍微用力，使孩子的腹部出現皺紋，但要避開剛喝過奶後的時間。按摩時可以抹上橄欖油，減少摩擦力，滋潤寶寶皮膚。

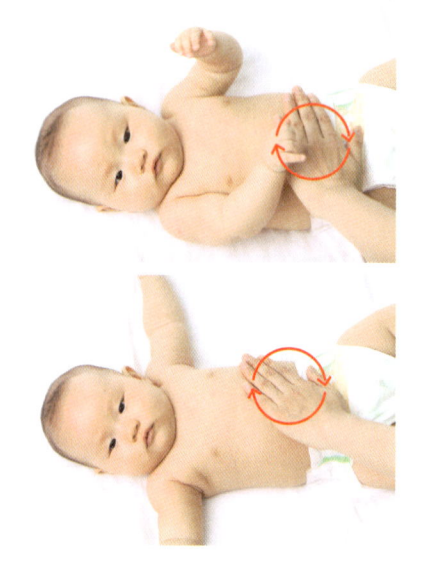

> 按摩腹部肚臍處可以促進腸胃蠕動，幫助排出腸道內氣體，還能通便，緩解腸絞痛。

來源 民間驗方

同效小偏方

繈褓抱
緩解腸絞痛

用小棉被將寶寶輕輕包裹起來，讓寶寶在繈褓裡找到在媽媽子宮裡的熟悉感覺，從而釋放壓力，緩解腸絞痛。

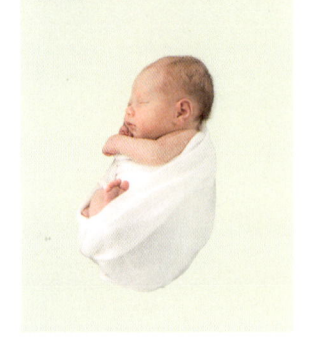

手足口病

薏米綠豆粥清熱解毒

手足口病是由腸道病毒引起的兒童期急性發疹性傳染病，又稱發疹性水皰性口腔炎。臨床以輕微的發熱，口腔出現皰疹、潰瘍，手指、手背、腳背上和肛門周圍出現皰疹為特徵。照顧手足口病患兒時，應注意消毒隔離、通風換氣。孩子如有發熱，應在醫生指導下退燒。飲食適當吃些薏米綠豆粥、荷葉粥，幫助清熱祛濕。

薏米綠豆粥 \ 清熱祛濕 /

材料 薏米 10 克、白扁豆 10 克、綠豆 10 克
做法 所有材料洗淨，與適量水煮成粥，煮至綠豆熟將要開即可。
用法 佐餐食用。每天 1~2 次。

特別叮囑 手足口病的孩子需要在家隔離，其用過的玩具、餐具以及其他用品，必須徹底消毒。

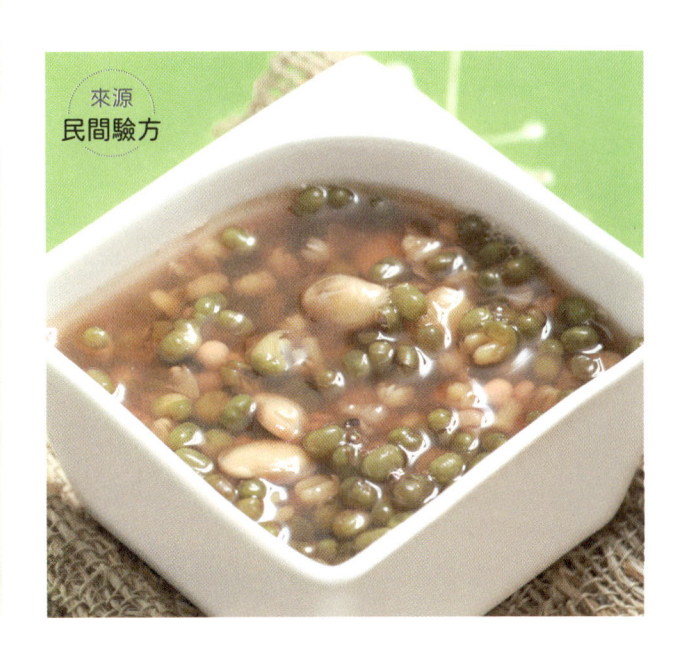

薏米利水滲濕，白扁豆健脾和中、消暑化濕，綠豆清熱解毒。三者一起煮粥食用，可以預防手足口病。

同效小偏方

荷葉粥
清熱祛濕

取鮮荷葉半張、白米 50 克、冰糖適量。將鮮荷葉洗淨後切碎，和白米一起煮成粥，用冰糖調味即可。每天 1 次。

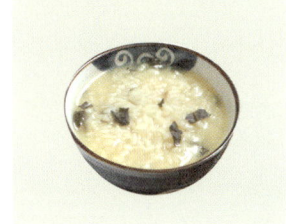

來源 民間驗方

多動症

酸棗仁蓮子粥安定心神

多動症是一種常見的兒童心理障礙疾病，主要會出現注意力不集中、小動作太多、行為比較激烈等，不能好好地控制自己的行為，經常做一些危險的事，也不考慮後果。中醫認為，多動症孩子的飲食宜清淡，並多吃補肝腎、安神、健脾和中的食物。

> 此粥可養心安神、補肝腎收斂，對心腎失交的多動症孩子有益。

酸棗蓮子粥 \ 安定心神 /

材料 去芯蓮子15克、酸棗仁5克、白米50克
調料 冰糖適量
做法
❶ 酸棗仁用棉布袋包好，和蓮子、白米一起放入鍋裡熬成粥。
❷ 粥煮好後，撈除酸棗仁，加冰糖調味即可。
用法 每天2次。

來源 民間驗方

同效小偏方

清心經鎮靜安神

中指掌面指根到指尖成一直線，即為心經。用拇指指腹從孩子中指根向指尖方向直推心經50~100次，有鎮靜安神、醒腦開竅的作用。

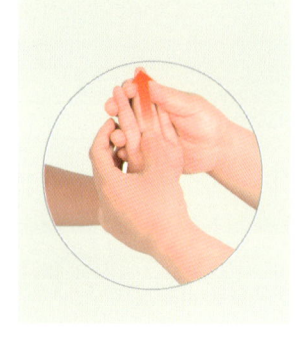

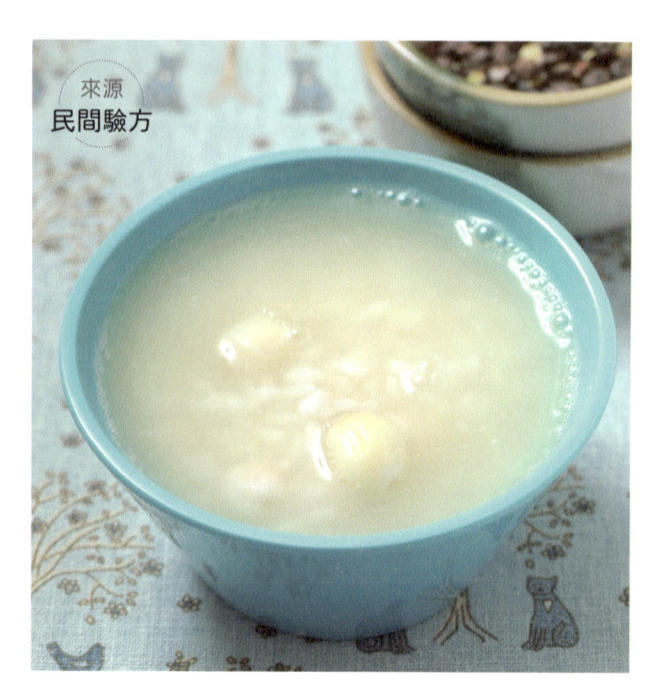

CHAPTER
7

女性專屬
保健方

膚色暗沉・皺紋・毛孔粗大・月經不順・
乳房下垂・產後退奶・更年期失眠……

膚色暗沉

四物湯補血美顏名方

許多女性都希望皮膚細緻、色澤紅潤，水嫩富彈性。中醫認為，膚色是否能夠白淨均勻，都是靠體內臟腑的精氣來滋養與維持。當臟腑的精氣充足時，體內氣血通暢、精力充沛、陰陽協調，膚色自然豐潤白皙。日常生活中，如果出現膚色暗沉，可以喝四物湯、當歸紅棗茶，來補肝養血、調理氣色。

四物湯 \ 改善臉色蒼白 /

材料 熟地黃12克、白芍12克、當歸10克、川芎8克

做法 所有材料放入鍋中，加適量水大火煮沸，改小火煮10分鐘。

用法 月經結束後開始飲用，每天2次，早晚服用，連續喝7天；或每天1次，連續喝14天。

特別叮嚀 四物湯活血補血，經期女性不能喝；胃腸功能不佳、腹瀉的女性不宜服用；孕婦和哺乳期間也不宜服用。

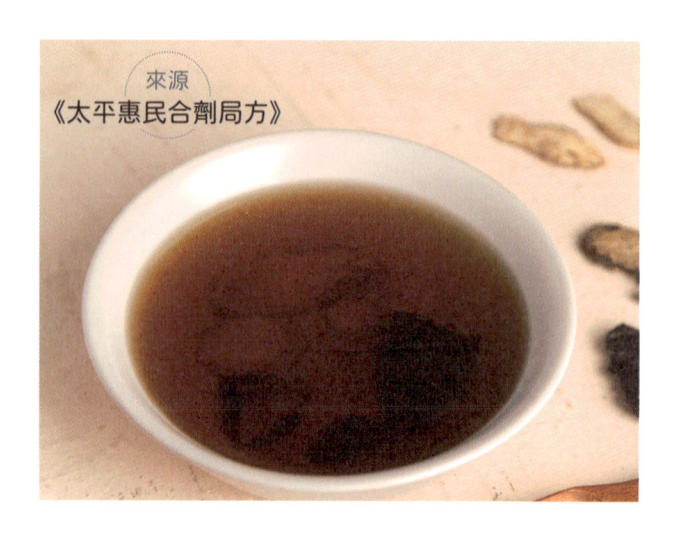

《太平惠民合劑局方》記載：四物湯「調益榮衛，滋養氣血。」此方有補血活血的作用，適用於營養不足所致的臉色蒼白、心悸失眠、頭暈目眩、月經不順等症狀。

同效小偏方

當歸紅棗茶改善氣色

女性肝血虛或血瘀，臉上氣色會不好、皮膚暗黃，可以喝當歸紅棗茶。取當歸5克、紅棗2顆，一起放入杯中，用沸水沖泡，蓋杯蓋悶10分鐘即可飲用。

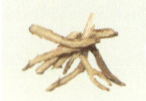

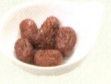

來源《太平惠民合劑局方》

黃褐斑

桑葉茶淡化蝴蝶斑

黃褐斑屬於色素異常皮膚病，多發生於顴骨、額頭及嘴巴四周，常呈現對稱的蝴蝶狀，又名蝴蝶斑，有黃褐斑的女性多伴隨月經紊亂、經前乳脹。中醫在黃褐斑調理上，以疏肝健脾補腎、理氣活血化瘀為原則，可飲桑葉茶、橘葉檸檬茶輔助調理。

> 黃褐斑、雀斑等色斑，很多是因肝鬱血虛、風熱鬱於絡脈所致，而桑葉具有疏風清熱、清肝、明目的功效。因此，桑葉茶可調理改善此類色斑。

桑葉茶 \ 淡化色斑 /

材料 乾桑葉 15 克
做法 乾桑葉放入杯中，倒入沸水，蓋上杯蓋浸泡 5 分鐘即可。
用法 代茶頻飲。連續飲用 1 個月。

來源
民間驗方

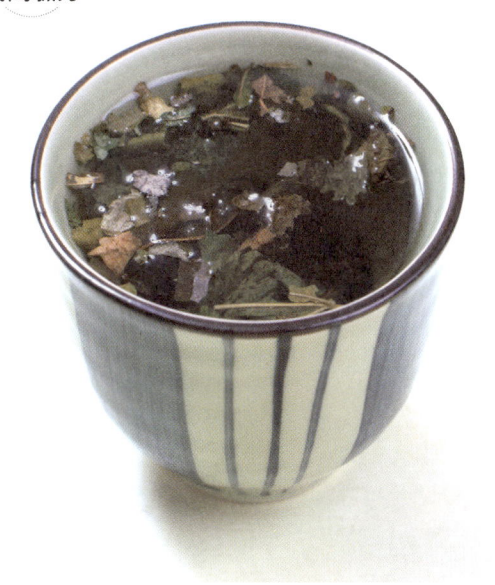

同效小偏方

**橘葉檸檬茶
理氣淡斑**

取乾橘葉 5 克、乾檸檬片 5 克，一起放入沸水杯中沖泡，加紅糖攪勻，蓋上杯蓋悶 10 分鐘即可飲用。

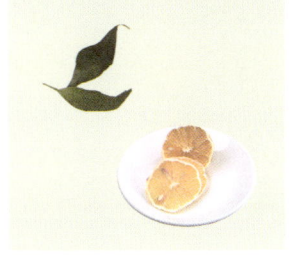

皺紋

玫瑰紅棗茶美膚除皺

皺紋是一種皮膚老化現象,由於皮膚的皮下脂肪和水分減少,使真皮失去滋潤,導致皮膚強度和彈性降低、皮膚活力減弱、表皮下陷所致。女性日常應注意保濕、防曬,臉部表情不宜太誇張,能減輕和預防皺紋。如下偏方也能幫助女性美容護膚。

玫瑰紅棗茶 \ 除皺潤膚 /

材料 玫瑰花乾品5朵、紅棗2顆、枸杞子10克
調料 蜂蜜適量
做法
❶ 紅棗、枸杞子用清水洗淨。
❷ 玫瑰花、紅棗和枸杞子放入杯中,加適量沸水,蓋杯蓋悶約5分鐘,茶降溫後再調入蜂蜜即可。
用法 每天早晚各飲用1次。

> **特別叮嚀** 泡飲玫瑰花時,最好不要添加茶葉,否則會影響玫瑰花的功效。糞便稀薄者飲用時,不要加蜂蜜,或者用冰糖代替蜂蜜。

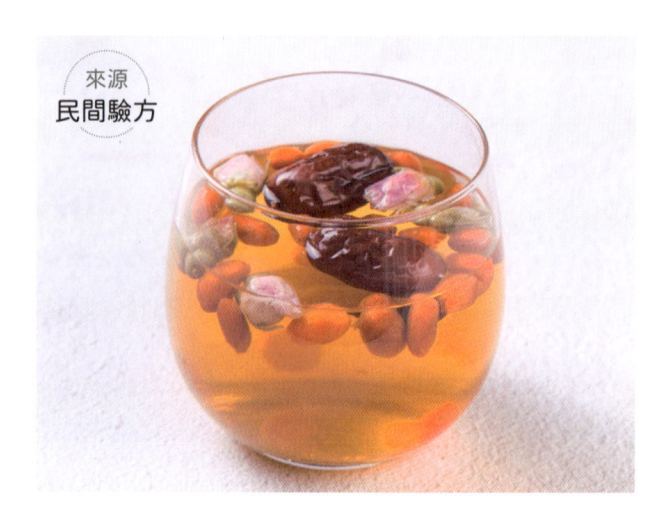

此方有調經活血、減少皺紋、養顏潤膚、降脂減肥、消除疲勞、改善口臭的作用。

同效小偏方

銀耳百合羹滋潤皮膚

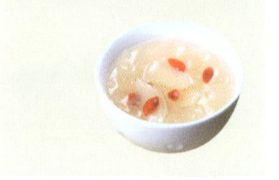

取泡發銀耳20克、鮮百合10克、枸杞子5克。將銀耳放入鍋中熬煮1小時,再加入百合、枸杞子、冰糖煮10分鐘即可食用。此方有滋陰潤燥、除皺美膚的功效。

來源
民間驗方

長痘痘

綠豆百合湯祛濕除痘

痘痘又稱青春痘、痤瘡、粉刺，多發於臉部、頸部、胸背部，主要是因為內分泌失調導致皮脂分泌過多，長期堆積在毛囊內，受到細菌感染所致。中醫調理痤瘡，以疏風清熱、祛濕解毒、涼血活血為主，綠豆百合湯、清炒苦瓜都是不錯的調理食療。

綠豆百合湯 \ 解毒除痘 /

材料 綠豆 100 克、百合 100 克
調料 冰糖適量
做法
① 綠豆、百合洗淨。
② 綠豆、百合放入水鍋中，大火煮沸後轉小火煮至熟軟，加入冰糖煮至溶解即可。
用法 每天 2 次。

> **特別叮囑** 綠豆不宜煮得太爛，以免有效成分被破壞，導致清熱解毒的功效降低。

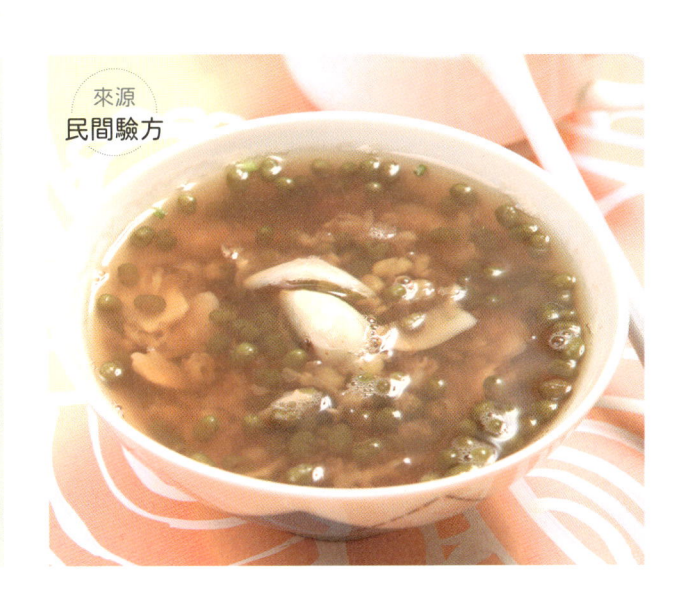

中醫認為綠豆性寒、味甘，有清熱解毒、消暑利尿的功效。百合被稱為最好的「清肺補氣」食物，可以養陰潤肺、清心安神。二者搭配，可以解毒養陰，有利於除痘。

同效小偏方

清炒苦瓜 清熱退火

取苦瓜片 150 克，放入油鍋中快炒至熟，加鹽調味即可。每星期食用 3~5 次。

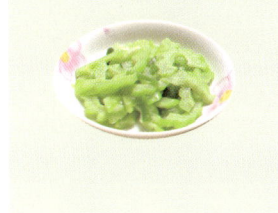

來源 民間驗方

白髮早生

首烏芝麻飲留住烏黑秀髮

中醫認為，華髮早生與精虛血弱、肝腎虧虛、肝氣鬱滯有關。為預防和緩解華髮（白髮）早生，除了調節情緒、緩解壓力、適當休息，還可以透過如下食療偏方進行調理。

首烏芝麻飲 \ 補腎養發 /

材料 製何首烏 150 克、黑芝麻 150 克

做法 製何首烏、黑芝麻一起炒乾，再研磨成粉末。

用法 每次取 10 克泡溫開水服用，每天 1 次，連續喝半個月。

特別叮嚀 食用何首烏時，不宜同食豬肉、豬血、蔥、蒜等食物。

> 製何首烏有益精血、補肝腎、烏鬚髮的作用，對調理鬚髮早白、耳鳴、失眠等有效。搭配黑芝麻能增加烏髮的效果。

來源：民間驗方

同效小偏方

桑葚烏梅汁 補腎潤髮

取桑葚 100 克、葡萄 100 克、烏梅 50 克，洗淨後除籽去核，切碎。將上述食材放入調理機中攪打均勻，加入蜂蜜調勻即可。每天 1~2 杯，可以經常飲用。

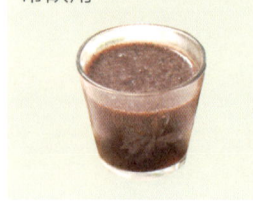

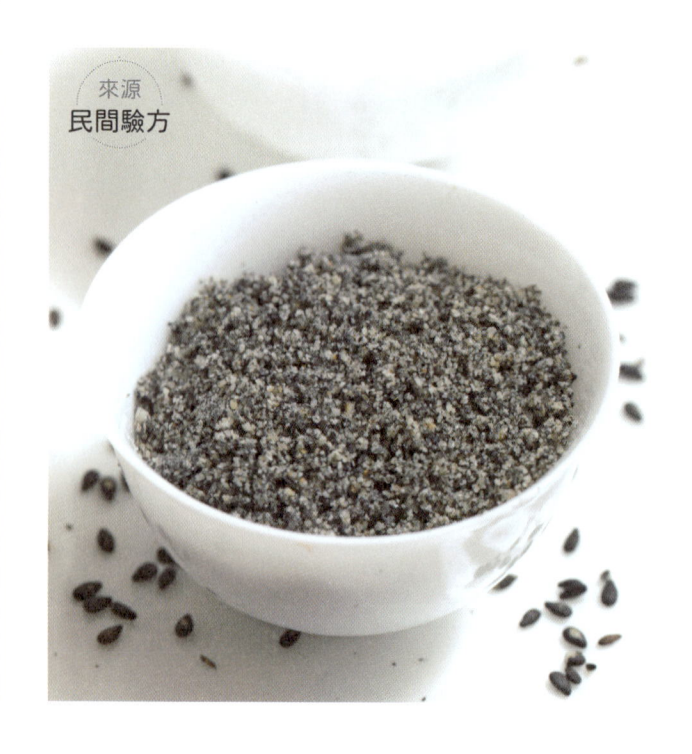

毛孔粗大

雞蛋橄欖油面膜緊緻潤膚

毛孔是毛囊和皮脂腺的共同開口，皮脂腺分泌的油脂經過毛孔運送到表面滋潤皮膚。粉刺、皮膚過度刺激及發炎、皮膚衰老，都會引起毛孔粗大。日常生活作息應規律、保持充足睡眠、不過度護膚，以及少吃高糖、高油、高鹽、刺激性的食物，如下有調理偏方可試試看。

> 橄欖油富含不飽和脂肪酸、多酚類等，有滋潤皮膚、抗氧化作用；蛋清可以達到收縮毛孔、緊緻皮膚的作用。

雞蛋橄欖油面膜 \ 收斂毛孔、潤膚 /

材料 雞蛋1個、檸檬20克
調料 鹽、橄欖油各適量
做法 將雞蛋打散，擠入檸檬汁，加適量鹽，充分拌勻，再加入橄欖油混合均勻即可。
用法 塗抹於臉部，大約20分鐘即可洗淨。每星期敷臉1~2次。

來源 民間驗方

同效小偏方

蜂蜜金橘飲收斂毛孔

取金橘（又稱金柑、金桔）2個，橫剖切半後放入沸水中，蓋上杯蓋悶5分鐘，加蜂蜜調味即可飲用。此方具潤肺生津，為皮膚保濕、收縮毛孔的功效。

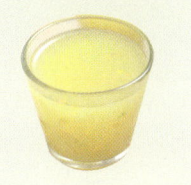

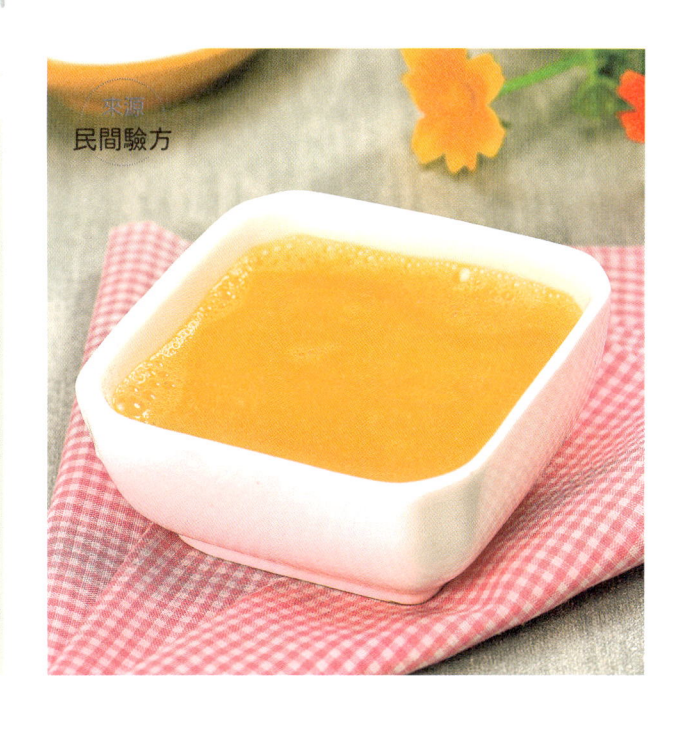

氣血不足

豬肝菠菜湯改善頭暈眼花

生活中氣血不足的症狀有臉色發黃、皮膚乾燥，還會畏寒怕冷、頭暈耳鳴、疲倦無力、頭髮枯黃、失眠多夢、健忘心悸等。飲食上可以進食一些補氣補血的食物來改善，例如：烏骨雞、豬血、豬肝、紅糖、黑芝麻等。

菠菜富含維生素C，有養血作用；豬肝味甘、苦，性溫，有補肝明目、養血補氣的作用，二者同食，對血虛有改善作用。

豬肝菠菜湯 \ 補益氣血 /

材料 鮮豬肝100克、菠菜100克、枸杞子5克
調料 太白粉、香油、鹽各適量
做法
1. 鮮豬肝洗淨後切薄片，裹上一層太白粉；菠菜洗淨，切段。
2. 適量水倒入鍋中，大火煮沸，放入鮮豬肝，加入適量鹽再次煮沸，放入菠菜、枸杞子煮沸，淋上香油即可。

用法 每星期食用2~3次。

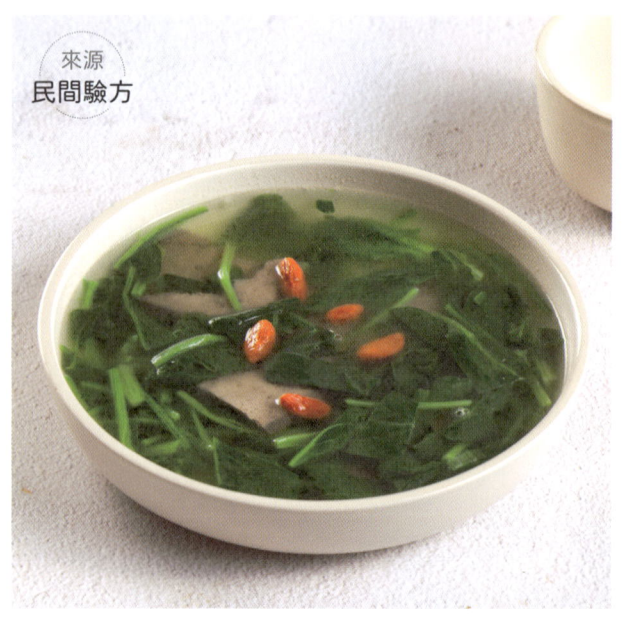

來源 民間驗方

同效小偏方

大麥牛肉粥
補氣血健脾胃

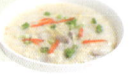

取大麥75克、牛絞肉50克、紅甜椒絲10克。將大麥浸泡後放入水鍋中，熬煮成粥，加入紅甜椒絲和牛絞肉稍微煮，再加入薑絲、蔥末，用鹽調味即可。每星期吃2~3次。此粥有健脾益胃、補益氣血的功效，適合氣虛體質者食用。

手腳冰涼

清香羊肉補氣祛寒

中醫認為,手腳冰涼是「腎陽虛」的呈現,想要從根本上調理,可以多食用一些滋補的湯品、藥膳,同時必須少吃涼性食物。

清香羊肉 \ 改善陽虛怕冷 /

材料 羊肉 500 克
調料 鹽 4 克、薑片 5 克、蔥段 5 克
做法
① 羊肉切大塊,用清水洗淨,冷水入鍋,用大火煮沸,撈除浮沫,加入鹽、薑片、蔥段。
② 轉小火慢燉,煮至肉軟爛後盛盤。
用法 每星期食用 2~3 次。

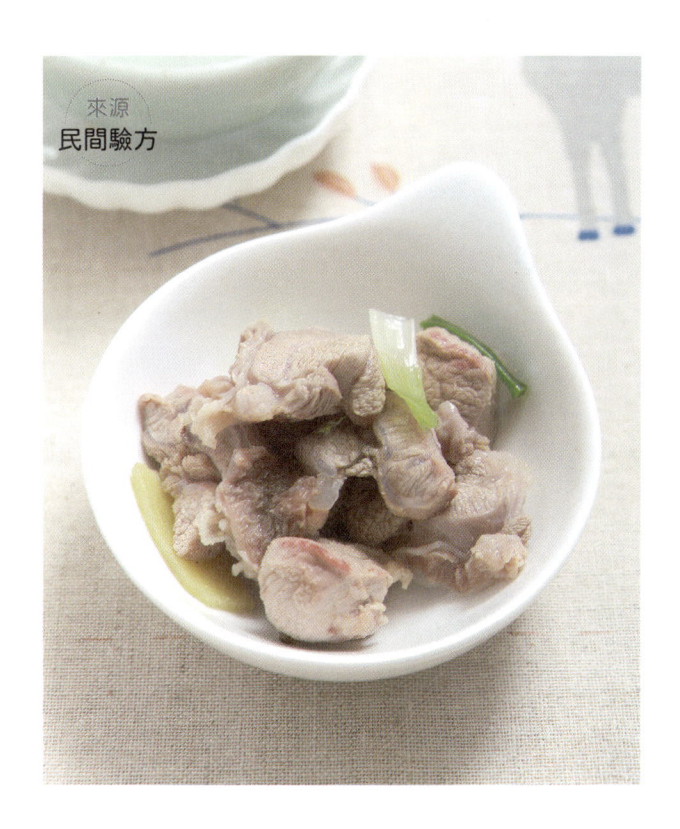

來源 民間驗方

羊肉具有益氣補虛、溫中的功效,對女性常見的腹部冷痛、陽虛怕冷、腰膝酸軟、氣血兩虧等症狀,都有一定的改善功效。

同效小偏方

豬雜粥改善陽虛畏寒
取白米 100 克、豬肉片 25 克、豬肝片 25 克、豬腰片 25 克,一起放入水鍋中熬煮成粥,加入鹽、香菜末、蔥花拌勻即可食用。每星期食 2~3 次。

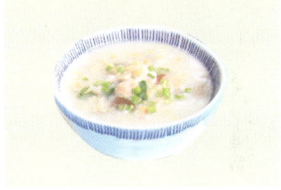

月經不調

月季花紅糖飲改善經期不順

月經不調為月經週期改變，月經量太多或太少，嚴重時還會閉經。引起月經失調的原因有很多，中醫認為，主要是因肝鬱、腎虛或氣血虧虛等所致，調理時應以疏肝解鬱、補腎虛、補益氣血為原則。

> 月季花性溫、味甘，可活血調經、疏肝解鬱，對於氣滯血瘀、月經不順等症狀，可以達到不錯的調理效果。

月季花紅糖飲 \ 活血調經 /

材料 鮮月季花 5 克、水 200 毫升
調料 紅糖 10 克
做法 月季花洗淨後放入鍋中，加入水，用小火煮至剩 100 毫升，加入紅糖拌勻即可。
用法 經期前溫飲，每天 1 次。

特別叮嚀 血熱、血虛的人，不宜服用月季花。

來源：民間驗方

同效小偏方

人參紅棗粥 補益氣血

取人參 3 克、去核紅棗 15 顆、白米 30 克，一起入鍋煮成粥。經期前 1 星期飲用，每天早晚各 1 次。此方可以調理因氣虛血虧引起的月經提前。

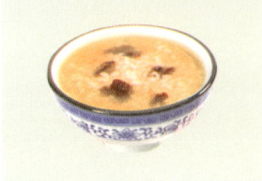

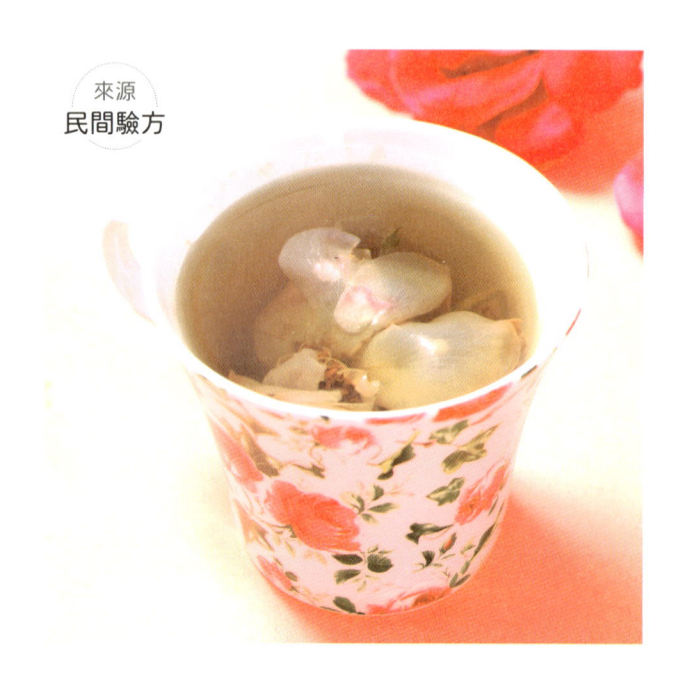

經期下腹冷痛

喝杯玫瑰花茶緩解經痛

經痛症狀為經期出現下腹部痙攣性疼痛，並伴有全身不適，如疼痛蔓延至骶腰背部，甚至大腿及足部也疼痛，有時還會附帶倦怠無力、臉色蒼白、四肢冰涼等症狀。如下小偏方可幫助女性緩解這些不適。

> 玫瑰花茶能緩解月經不順、經痛等症狀，因為玫瑰有行氣解鬱、和血止痛的功效。

玫瑰花茶 \ 改善經痛症狀 /

材料 玫瑰花乾品1小匙
做法 將玫瑰花放入壺中，沖入適量沸水，蓋壺蓋悶泡5分鐘即可。
用法 代茶頻飲。

來源：民間驗方

同效小偏方

山楂紅糖水　改善血瘀經痛

中醫認為山楂具有活血化瘀的作用，是血瘀經痛者的食療佳品。取山楂15個，放入水鍋中，用小火熬煮至熟爛，加入紅糖稍煮即可。經期前5天開始飲用，直到來月經，此為一個療程，連續服3個療程即可見效。

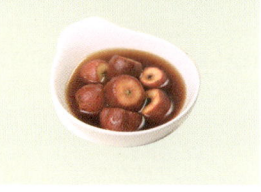

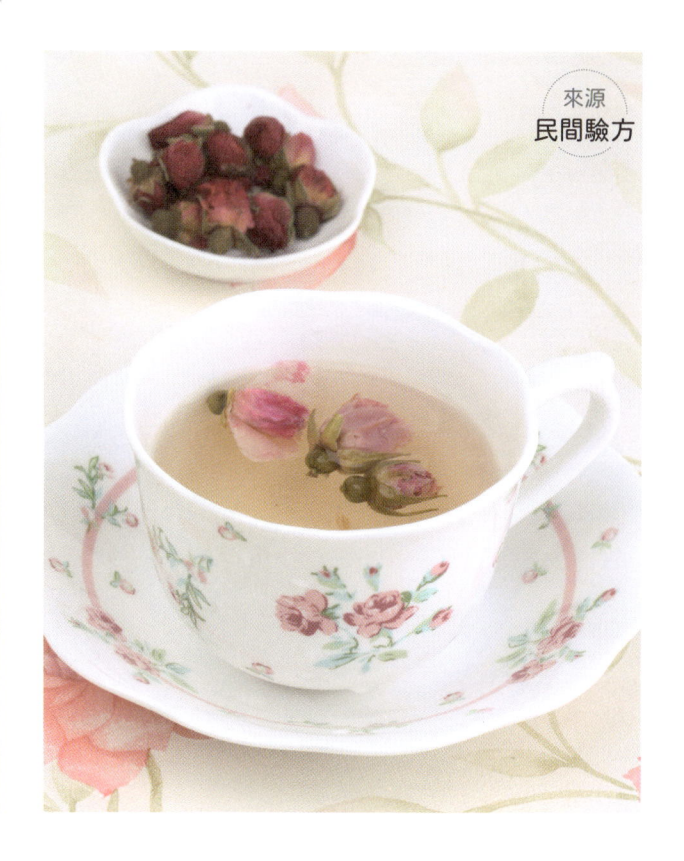

經期腰部酸痛

益母草雞蛋活血化瘀

中醫認為，如果經期情緒不佳、氣滯血瘀，造成沖任脈、胞宮氣血不暢，就會引起經痛、腰痛。症狀主要為月經量少、有血塊，伴有明顯腰部酸痛等。平時飲食需注意別吃冷食，可用如下食療進行調理。

益母草雞蛋 \ 緩解腰部酸痛 /

材料 益母草5~10克、雞蛋1個

做法
1. 益母草、雞蛋放入水鍋，煮至雞蛋熟。
2. 雞蛋去殼，放回湯中再煮片刻，去除藥渣吃蛋飲湯。

用法 經期前服用，每天1次，連續服3~5天。

特別叮囑 腎虛或血虛的人，慎服益母草，否則易加重不適；孕婦禁服。

益母草具活血調經、利尿消腫、清熱解毒的功效。搭配紅糖、雞蛋、雞肉等溫熱的食材，能活血化瘀、調理氣血，緩解血瘀引起的腰酸、腹脹等。

來源 民間驗方

同效小偏方

隔薑灸神闕穴暖宮止痛

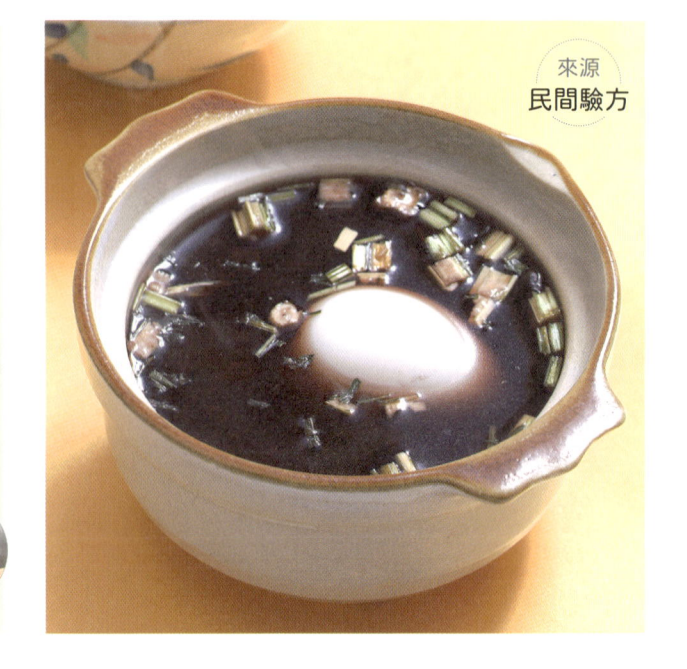

此方能幫助溫經暖宮、化瘀止痛。用針在薑片上戳幾個小孔，薑片再放於肚臍眼（神闕穴）上。取1根艾炷點燃，對準該處施灸，每次灸5~10分鐘。月經前7天開始，每天1次，連續灸3~5個月，調經效果好。施灸過程建議給專業人員操作。

經痛加便祕

紅糖絲瓜湯舒緩經痛防便祕

中醫認為，經痛多因氣滯血瘀、寒濕凝滯、氣血虛損等原因所致。女性經痛又便祕的主要原因：一是飲食不當、情緒不佳等導致上火；二是運動量太少，導致胃腸蠕動緩慢，長此以往造成胃腸功能下降。因此，為了緩解經痛和改善便祕，每天要多吃些蔬果、雜糧等，早上起床先空腹飲一杯溫水或蜂蜜水，配合腹部按摩或轉腰運動，養成定時排便的習慣。

紅糖絲瓜湯 \ 祛除濕熱、改善便祕 /

材料 絲瓜 50 克
調料 紅糖適量
做法
1. 絲瓜洗淨，切小丁。
2. 鍋內加適量水煮沸，放入絲瓜煮熟，再加適量紅糖煮至糖溶解，趁熱喝湯。

用法 經期前服用，每天 1 次，連續喝 5 天。經期停用。

特別叮嚀 絲瓜性涼，脾胃虛寒或時常腹瀉的女性，請慎用。

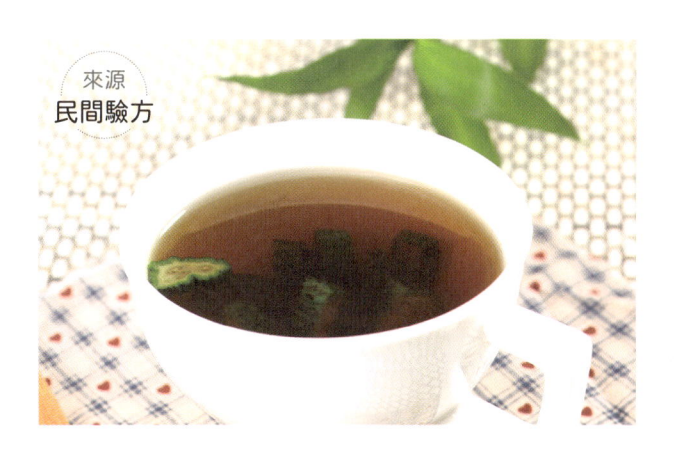

來源 民間驗方

《本草求真》記載：絲瓜「專入經絡，兼入腸、胃。」絲瓜能使氣血順暢，有利於緩解經痛。

同效小偏方

按摩腹部改善便祕

月經前 3~5 天做腹部按摩，能夠改善經痛、經期便祕等症狀。具體方法：用掌心以順時針方向按揉腹部 50 下，換逆時針方向按揉 50 下，之後再輕輕握拳重複同樣的動作。

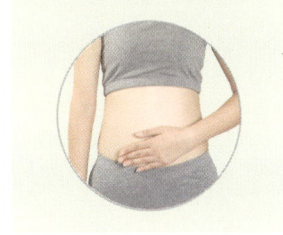

宮寒不孕

艾灸氣海和關元穴溫暖子宮

中醫認為的「宮」，不僅包括西醫「子宮」這個器官，還包括卵巢、輸卵管等，在古代統稱為「胞宮」，代表女性整個生殖系統。宮寒大多由腎陽虛引起，腎主生殖，腎陽虧虛易引起不孕症。宮寒與生活習慣也有關係，比如吃太多寒涼、生冷的食物，加上平時不注意保暖等。日常除了注意保暖外，還可用如下方法進行調理。

艾灸氣海和關元穴 \ 調理子宮寒涼 /

取穴 肚臍正中直下 1.5 寸處為氣海穴。肚臍正中直下 3 寸處為關元穴。

方法 取一根艾條點燃，對準氣海穴、關元穴施灸，每天灸 30 分鐘。

特別叮囑 艾條的位置，以皮膚感覺不發燙為宜。

> 氣海穴可以提升陽氣，具有溫陽益氣的作用。關元穴具有補益下焦的功效，刺激關元穴，可以調節內分泌。

同效小偏方

艾葉雞蛋湯溫熱散寒

取雞蛋 2 個、生薑 15 克、艾葉 10 克、當歸 10 克，一起放入沸水鍋中煎煮，蛋煮熟後去殼，將蛋放回湯中稍微煮一下，吃蛋飲湯。每天 1 次。

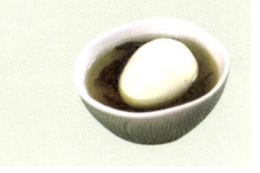

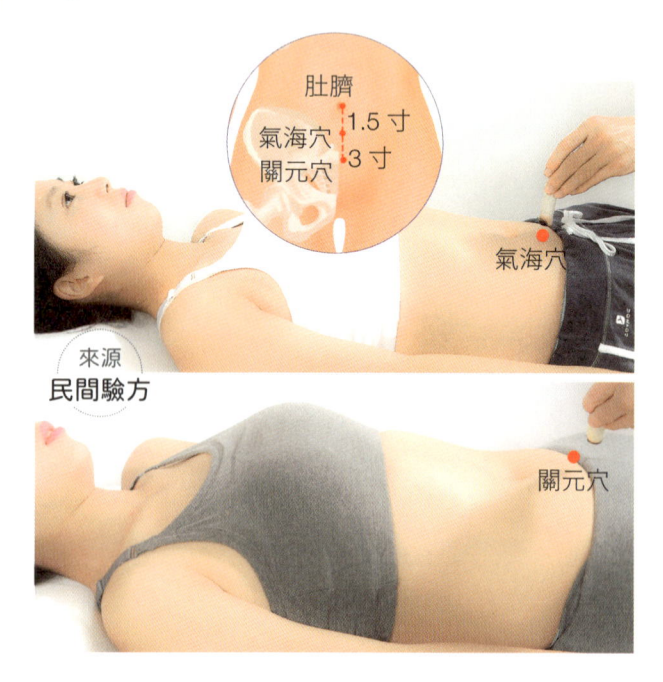

來源：民間驗方

肚臍
氣海穴 1.5 寸
關元穴 3 寸

氣海穴

關元穴

子宮頸炎

雞冠花瘦肉湯消炎止痛

子宮頸炎指婦女子宮頸充血、肥大，長期慢性刺激，是子宮頸炎的主要誘因。日常生活中，注意保持衛生清潔，已婚女性應定期做婦科檢查。在中醫裡，子宮頸炎屬於「帶下病」範圍，主要採用清熱解毒、健脾祛濕的方法。大家可以試試如下偏方輔助調理。

雞冠花瘦肉湯 \ 清熱消炎 /

材料 雞冠花 15 克、瘦豬肉 100 克、紅棗 10 顆
做法
1. 雞冠花、紅棗、瘦豬肉分別洗淨，瘦豬肉切片，紅棗去核。
2. 將全部材料一起放入砂鍋中，加入適量水，用大火煮沸後改小火煮 30 分鐘即可。

用法 每天 1 次。

> **特別叮囑** 若是服用後不見好轉或者治好後復發，應儘快就醫。帶下病是婦科常見疾病，凡帶下量明顯增多，色、質、臭氣異常，或伴隨全身或局部症狀者，稱帶下病。

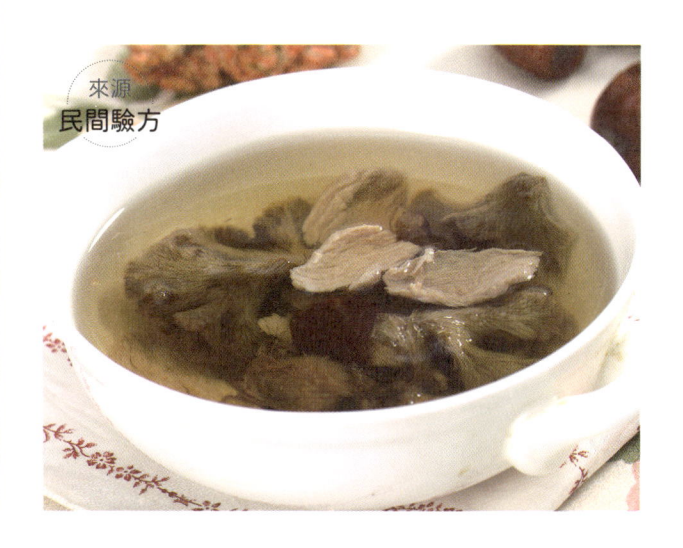

雞冠花能收斂止帶、止血止痛，可以輔助治療赤白帶下。雞冠花瘦肉湯可去除患者體內濕熱，調理急性子宮頸炎。

來源 **民間驗方**

同效小偏方

**清燉烏骨雞
調理子宮頸炎**

取烏骨雞1隻、白胡椒30粒、蓮子15克、白果15克、糯米15克。烏骨雞洗淨，將其他材料研磨成細末後，放進雞腹內，再放入砂鍋，煮至肉熟軟即可。每星期食用2次。

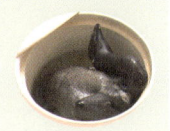

性冷感

肉蓯蓉羊肉粥改善性趣缺

性冷感指對性生活缺乏興趣，主要症狀有性交痛、精神萎靡不振、腰酸無力等。女性性冷感的原因很多，大多數是由於情緒抑鬱、恐懼、性生活不和諧等心理原因造成的。從中醫角度看，女性性冷感多與腎陽虧虛有關，應該從補腎陽進行調理。

肉蓯蓉羊肉粥 \緩解性趣缺/

材料 肉蓯蓉15克、羊肉50克、白米100克、薑片5克
調料 香油、鹽各適量
做法
① 羊肉洗淨後切小片；白米洗淨；肉蓯蓉切成片備用。
② 肉蓯蓉放入水鍋中，大火煮沸後轉小火煮1小時，撈除藥渣。
③ 再放入羊肉、白米和薑片，一起煮成粥，最後加入香油、鹽調味即可。
用法 每星期食用1~2次。

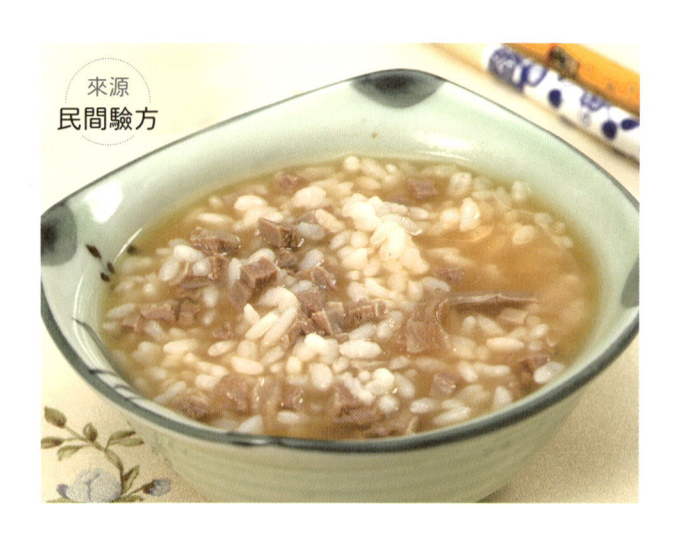

來源
民間驗方

> 中醫認為，羊肉味甘、性熱，入脾、腎經，有益腎、補虛的作用，可以緩解性冷感。肉蓯蓉是補腎壯陽、益精血的常用中藥材，對男女性冷感都有調理效果。

同效小偏方

枸杞蒸雞滋補肝腎

取枸杞子10克、淨雞1隻。將枸杞子放入雞肚裡，再放入砂鍋中，加入適量水、蔥、薑、料酒、胡椒粉、鹽燉煮1小時即可。佐餐食用，每星期2~3次。

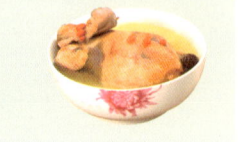

乳房下垂

經常按摩乳房緊實豐滿

乳房下垂是由於懷孕哺乳導致的生理變化，或隨著年齡增長，膠原蛋白含量下降、韌帶組織逐漸鬆弛、軟組織萎縮，導致胸部受到重力牽引往下墜。中醫認為，氣血充足、通暢則乳房豐滿不下垂，日常可多食玫瑰花、西洋參、當歸、山藥、黃芪等養脾胃、補氣血的食物。此外，還可透過按摩恢復豐滿。

乳房按摩 \ 幫助胸部挺立 /

方法

❶ 挺直腰背，用右手握住左側乳房。
❷ 將左手手背貼在乳房外側，輕輕平推再鬆開，重複動作3次。
❸ 左手掌心向上，用小拇指輕托乳房底側，讓乳房有彈跳感，重複動作3次。
❹ 張開左手掌從下面托住乳房，往上推動再鬆開，重複動作3次。
❺ 用同樣方法1~4，按摩右側乳房。

特別叮囑 為了防止皮膚受傷，按摩前可以用精油或身體乳潤滑手和乳房。

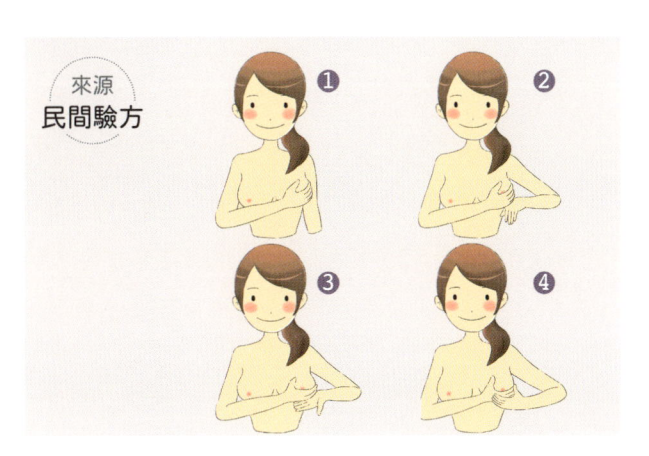

來源 民間驗方

> 按摩乳房能夠促進胸部淋巴循環，緊實胸部肌肉，加強支撐力，讓胸部挺立，防止乳房下垂。

同效小偏方

四寶糊豐滿乳房

此方富含維生素E，能夠刺激雌激素的分泌，促進乳房發育。取核桃、松仁、黑芝麻、花生米各適量，將上述四種食材放入調理機，加適量水打成糊狀。每天1碗。

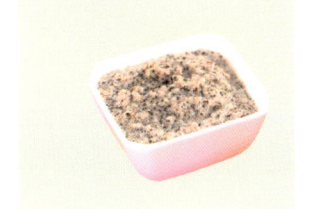

急性乳腺炎

蒲公英汁消除腫痛

乳腺炎是指乳腺的急性化膿性感染，多出現在哺乳期，主要症狀有乳房脹痛、畏寒發熱，局部紅、腫、熱、痛，觸及有硬塊等。乳腺炎患者可局部冷敷，及時排空乳汁，並飲用蒲公英汁或仙人掌泥外敷等，幫助緩解不適。

蒲公英汁 \消腫散結/

材料 蒲公英30克、紫花地丁20克、天冬15克、露蜂房6克

做法
1. 全部藥材用適量水煎煮，取藥汁備用。
2. 將藥渣再加水煎煮1次，和藥汁混合均勻即可飲用。

用法 每天2次，早晚飲用。

來源：民間驗方

> 蒲公英味甘、苦，性寒，具有清熱解毒、消腫散結的功效，適用於乳腺炎熱毒熾盛者。

同效小偏方

仙人掌泥外敷清熱解毒

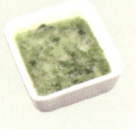

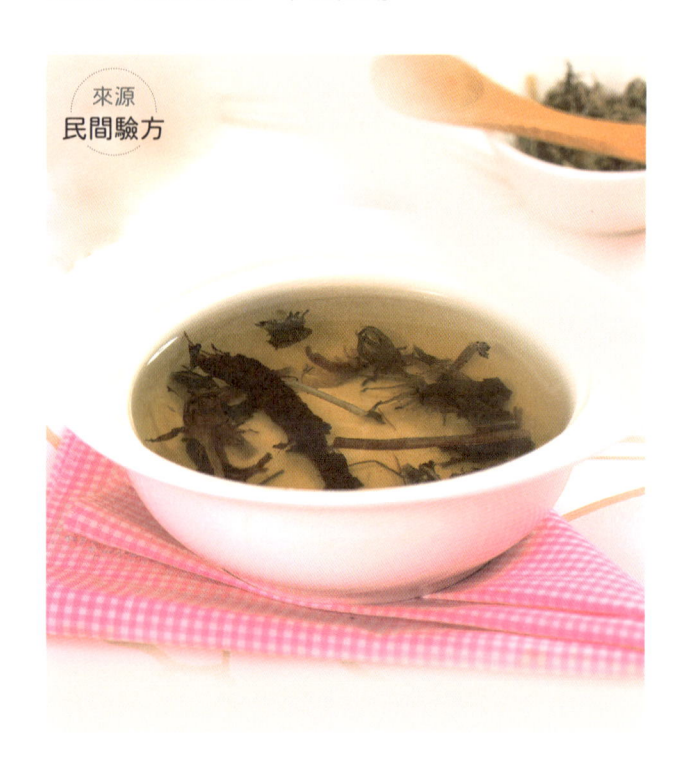

仙人掌具有行氣活血、消腫止痛、清熱解毒的作用，適用於調理早期發現的乳腺炎。取適量新鮮仙人掌或仙人球，除去表面的刺和絨毛，搗成泥後敷於乳房患處，蓋上紗布。每天更換幾次，使敷料保持濕潤，至紅腫消退即止。

乳腺增生

海帶生菜湯解鬱散結

乳腺增生在中醫稱為「乳癖」，一般認為多由鬱怒傷肝、憂思傷脾，導致氣血痰濕鬱阻乳絡而成。乳腺增生主要症狀為乳房一側或雙側脹痛、刺痛，或刀割般痛，並向胸前區、胸側、腋下放射，常感覺乳房疼痛、經前症狀加重。下面這些偏方可輔助緩解乳腺增生。

海帶生菜湯 \ 清熱散結 /

材料 水發海帶 100 克、生菜 100 克，蔥段、薑片各適量

調料 香油、鹽各適量

做法
1. 水發海帶洗淨；生菜洗淨，撕大片。
2. 鍋內放入適量水，加海帶、蔥段、薑片，用大火煮沸，轉小火煮 15 分鐘。
3. 起鍋前放入生菜，用香油、鹽調味即可。

用法 吃菜飲湯，每星期 1~2 次。

> **特別叮嚀** 脾胃虛寒的人，慎吃海帶。

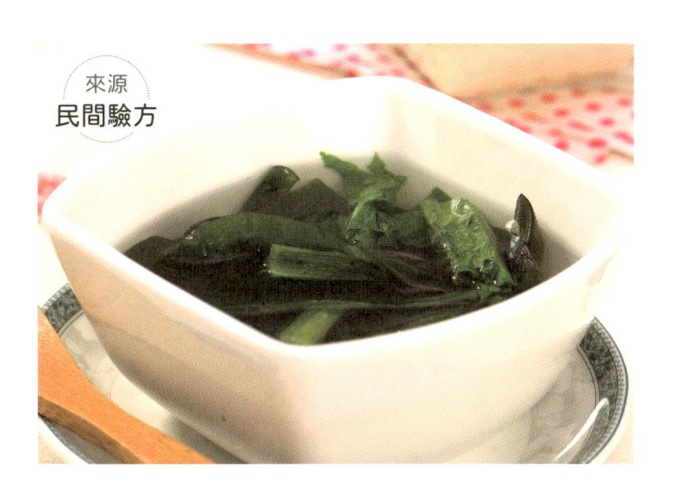

來源 民間驗方

海帶具有軟堅散結的作用；生菜可以促進腸胃蠕動，有助於消化。二者搭配，能夠調理乳腺增生。

同效小偏方

按摩膻中穴行氣解鬱

膻中穴是宗氣匯聚之處，是輔治乳腺增生的要穴。膻中穴在胸部，當前正中線上，平第四肋間，兩乳頭連線的中點。除拇指外四指併攏按摩膻中穴 3 分鐘。每天 2~3 次。

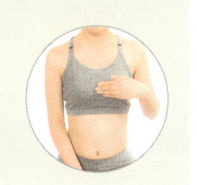

乳頭皸裂

黑白芝麻香膏潤膚消炎

產後女性易得乳頭皸裂，這是因為嬰兒吸吮乳汁時，會對乳頭產生不停地刺激。為了避免乳頭皸裂，哺乳期女性在每次餵奶後，應慢慢的將乳頭從孩子口中移出，但不要硬拉乳頭。每次餵完奶後，可以擠出少許乳汁塗抹在乳頭上滋潤。此外，塗抹黑白芝麻香膏或橄欖油，也能滋潤皮膚，減輕疼痛感。

芝麻外用可潤燥，有利於養護皮膚；香油外用可達到保濕的作用，使肌膚更加細緻。二者搭配，有助於緩解乳頭皸裂、疼痛難忍等。

黑白芝麻香膏 \ 保濕潤燥 /

材料 黑芝麻25克、白芝麻25克
調料 鹽、香油各適量
做法
❶ 全部芝麻和鹽放入炒鍋，用小火炒香。
❷ 待白芝麻呈黃色並散發香味時盛出，全部芝麻研磨成細粉並過篩，與香油拌勻成糊狀。
用法 塗抹乳頭，每天2次。

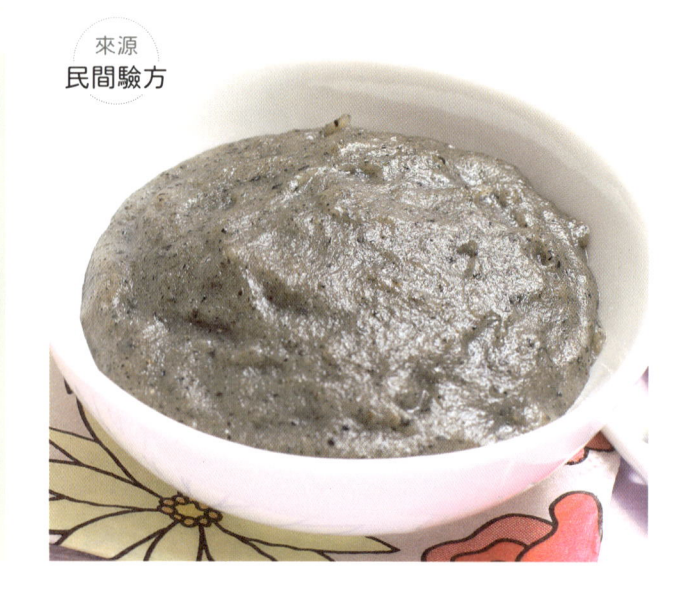

來源
民間驗方

同效小偏方

**塗抹橄欖油
緩解乳房疼痛**

每次餵奶後，取適量橄欖油，塗抹整個乳頭，能幫助皮膚形成天然保護，達到保持水分、減少皮膚乾燥，從而緩解乳房疼痛。

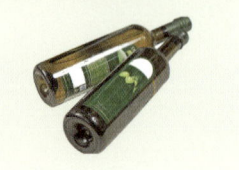

產後缺奶

鯽魚湯加速分泌乳汁

產後乳汁少或完全無乳，稱為產後缺奶。乳汁的分泌與產婦的精神、情緒、攝取的營養、休息等都有關係。日常生活中，多讓寶寶吸吮乳頭、補充足夠水分、多休息、減壓放鬆，這些都可促進乳汁分泌。如下偏方可以試試看。

鯽魚湯 \ 溫中下乳 /

材料 鯽魚1尾（300克），蔥末、薑片、蒜片各適量
調料 鹽適量
做法
1. 將鯽魚處理乾淨，放入油鍋稍煎至魚肉變色。
2. 倒入適量水，加蔥末、薑片和蒜片，蓋鍋蓋燉至湯呈乳白色。
3. 加入適量鹽，再燉2分鐘即可。

用法 吃肉飲湯，每星期3~5次。

特別叮嚀：湯不要一次煮很多，放置隔夜或者久放，其營養成分易流失。

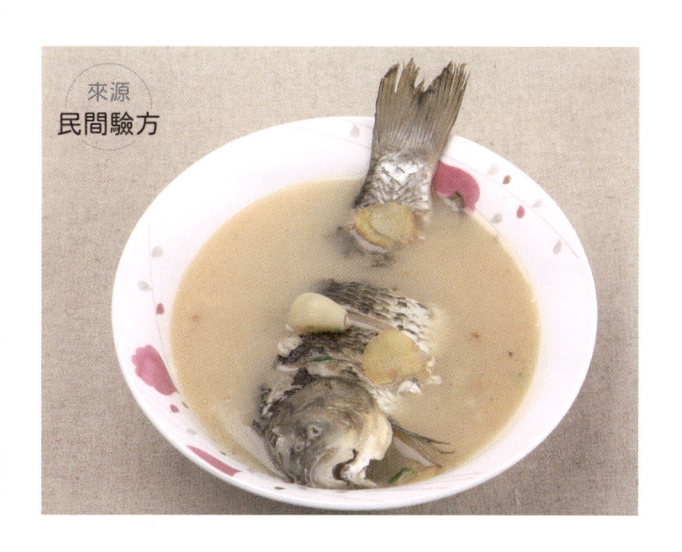

來源：民間驗方

鯽魚具有健脾利濕、和中開胃、活血通絡、溫中下乳的作用。尤其是鯽魚湯，是產後女性很好的滋補品。

同效小偏方

花生豆漿　活血通乳

此方有健脾開胃、活血通乳的功效，對產後缺奶有幫助。取生花生米15克、黃豆15克放調理機或豆漿機中，加適量冷開水，攪打均勻呈液狀即可。每天喝2次。

產後退奶

麥芽水減少催乳素分泌

退奶就是止乳，也稱斷乳、回乳。產後不哺乳者可行退奶。退奶是哺乳期的最後一步，醫學主張健康退奶。因此，有催乳作用的食物必須少吃，例如：豬蹄、鯽魚、骨頭湯、雞湯等，建議用麥芽水、神曲山楂水來退奶。

麥芽水 \ 幫助產後退奶 /

材料 炒麥芽60克、水500毫升
做法
1. 炒麥芽洗淨再放入鍋中，加入水，浸泡半小時。
2. 用大火煮沸做法1，改小火續煮20分鐘，去渣取汁即可。

用法 當茶飲，每天喝2~3次，連續服用2~3天。

> **特別叮嚀** 麥芽具有退奶和催乳的雙重作用，其作用在於生用還是炒用，且劑量也不同。一般10~15克生麥芽煎服，催乳效果好；退奶則炒麥芽用60克才有效果。

《滇南本草》中記載：麥芽「消胃寬膈，並治婦人奶乳不收，乳汁不止……不拘多少煎湯服。」營養學認為，炒麥芽含有豐富的維生素B₆，可減少催乳素的分泌，進而抑制乳汁的產生。

來源《滇南本草》

同效小偏方

神曲山楂水抑制乳汁生成

取神曲10克、山楂10克，放入水鍋中煎煮至沸，取汁飲用即可。每天1次。

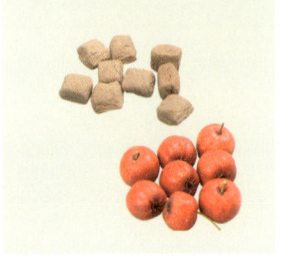

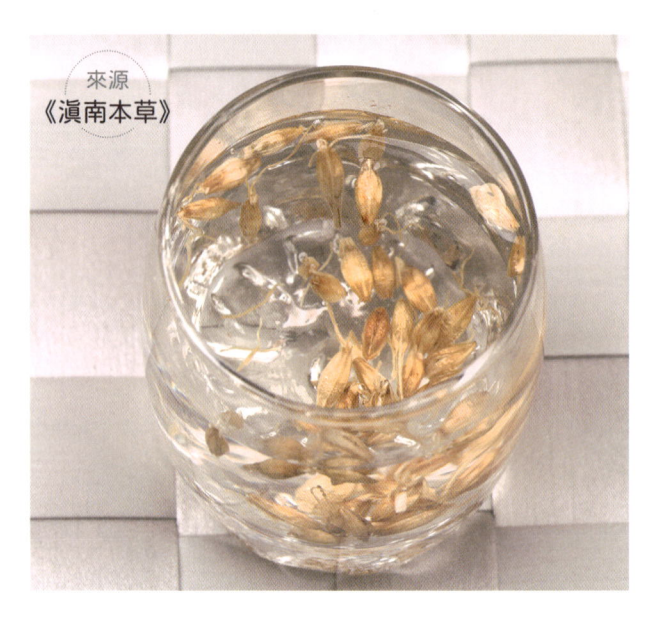

妊娠嘔吐

口含生薑片緩解噁心反胃

妊娠嘔吐一般由脾胃虛弱、肝胃不和引起。在妊娠早期，少數孕婦會出現頻繁、劇烈的噁心嘔吐，並會持續存在、進行性加重，影響正常的工作和生活。妊娠嘔吐時，應避免油煙、刺激性大的氣味，以及少量多餐，適當補充富含澱粉和水分的食物。此外，也可試試下面兩個偏方。

> 生薑能抑制嘔吐，促進消化液分泌，從而緩解妊娠期反胃、噁心嘔吐等症狀。

口含生薑片 \ 緩解反胃與噁心 /

材料　新鮮生薑1塊
做法　生薑洗淨，切片備用。
用法　每次想嘔吐時，將一片生薑含在嘴巴，咀嚼生薑片，使其汁液慢慢滲入口腔，幾分鐘後吐掉即可。

特別叮嚀　生薑雖然好，但不宜吃太多，過多的薑辣素在經腎臟排泄的過程中會刺激腎臟，產生口乾、咽痛、便祕等症狀。內熱者忌食。

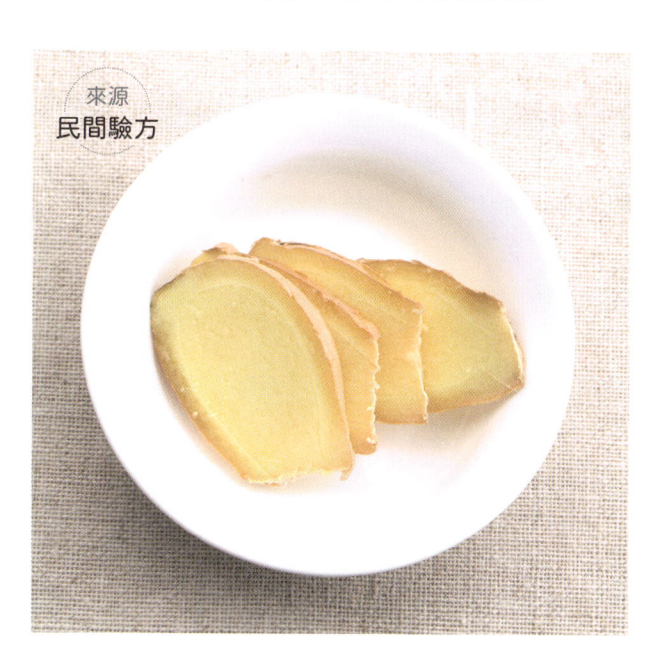

來源　民間驗方

同效小偏方

甘蔗薑汁
舒緩妊娠嘔吐

取甘蔗 150 克、新鮮生薑 10 克。甘蔗去皮，生薑洗淨去皮，全部切成小塊，用調理機一起榨成汁。每次喝 30 毫升，每天 3 次即可。

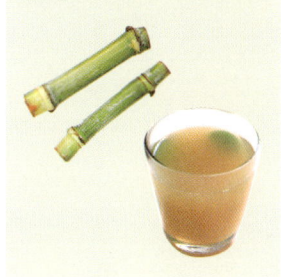

產後惡露不止

糯米阿膠粥補血除惡露

媽媽生產後，陰道在一定時間內仍有血樣分泌物流出，類似經血，這就是惡露，正常的惡露有血腥味。每位媽媽持續排惡露的時間不同，從子宮裡排出的惡露一般在產後 4 星期左右就乾淨了。如果一直不斷地排出，即為惡露不盡。中醫認為，惡露不盡可能是血虛或血瘀所導致，調理作用為補充氣血或活血化瘀。

糯米阿膠粥 \ 調理產後血虛引起的惡露 /

材料 糯米 60 克、白米 30 克、阿膠 10 克
調料 紅糖適量
做法
❶ 糯米、白米分別掏洗乾淨，放入鍋中，加適量水煮成粥。
❷ 再放入阿膠和紅糖，邊煮邊攪勻，煮至紅糖和阿膠化開即可。

用法 每天 1~2 次。

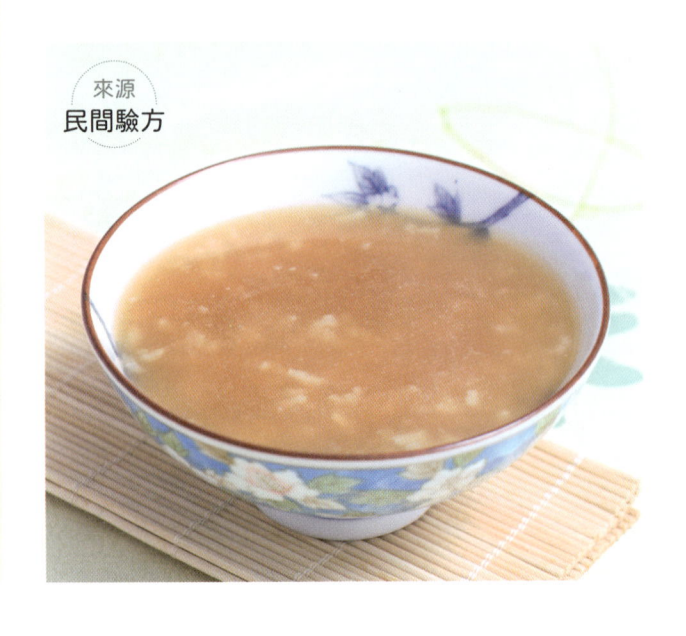

來源：民間驗方

阿膠具有養血補血的功效，糯米也有補血的作用，二者熬粥，對於產後陰血不足、血虛生熱所引起的惡露不盡，具有調理作用。

同效小偏方

生化湯活血化瘀排惡露

取當歸 24 克、川芎 10 克、炮薑 2 克、炙甘草 2 克、桃仁（去皮、尖）6 克、黃酒 10 克。將桃仁敲碎後與當歸、川芎、炙甘草、炮薑一起放入鍋中，加入黃酒和水（以淹過藥材為宜），煎煮成一碗，每天正餐前空腹服用。順產媽媽產後第 2~3 天、剖腹產媽媽產後 7 天開始服用。療程以 7 天為宜，不要超過 2 星期。

更年期失眠

甘麥紅棗湯緩解不適

進入更年期後，由於性荷爾蒙下降、肝火旺盛、自主神經紊亂等原因，會出現情緒暴躁、失眠、多夢等症狀。想要提高更年期的生活品質，應學會調節情緒、保持充足的睡眠、適度進行運動，並應用雌激素。如下的甘麥紅棗湯、蓮子百合粥，對緩解更年期不適也有效果。

甘麥紅棗湯 \ 緩解更年期不適 /

材料 小麥 18 克、炙甘草 10 克、紅棗 9 顆
做法 將上述材料加水，用大火煮沸，改小火煎煮至小麥變稠，取煎液 2 次，合併飲用。
用法 每天早晚各 1 次，連續服用 15 天。

特別叮囑 甘草有刺激腎上腺皮質激素的作用，可引起水腫、使血壓升高，因此不可大量服用或小劑量長期服用。

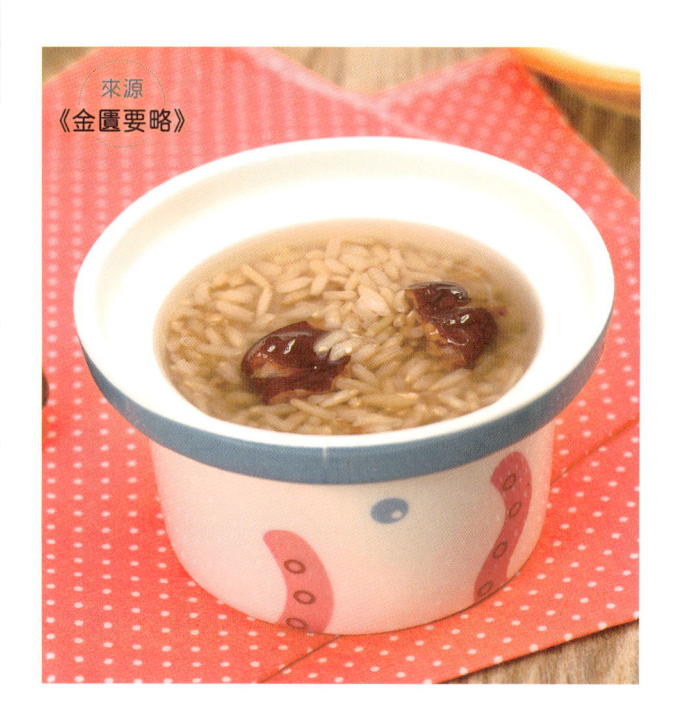

來源《金匱要略》

小麥有消煩止汗的功效；甘草可瀉心火；紅棗可補血、調和脾胃。《金匱要略》記載：「婦人臟躁，喜悲傷欲哭，……甘麥紅棗湯主之。甘草三兩、小麥一公升，紅棗十顆。」經常服用甘麥紅棗湯，能緩解更年期女性的不適症狀。

同效小偏方

蓮子百合粥清心安神
此方有利於更年期綜合症：煩躁不寧、焦慮失眠的調理。取去芯蓮子 20 克、百合 30 克、白米 50 克，全部放入水鍋中，熬煮成粥即可。每星期 3~5 次。

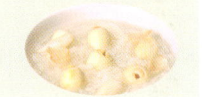

內分泌失調

煩躁不安按三陰交穴

女性進入更年期後，由於性荷爾蒙分泌量下降，自主神經功能失調等，會出現內分泌失調、情緒不穩等症狀。症狀輕者，可用自我疏導或心理諮詢的方式調理，不需要藥物治療；症狀明顯者，可以遵循醫囑用雌激素治療。生活中的一些小偏方也可以達到緩解症狀的作用。

> 按壓三陰交可養護肝腎，緩解心煩、燥熱、多汗等症狀。

按三陰交穴 \ 緩解心煩多汗 /

取穴 三陰交穴位於小腿內側，內踝尖上3寸、脛骨內側緣後方。

方法 用適當的力道進行按壓，按下後立即鬆開手指為一次，每組可連續按壓30~50次。

來源：民間驗方

三陰交穴

同效小偏方

藍莓豆漿 改善更年期症狀

此方可幫助補充植物雌激素，調節內分泌，改善更年期不適症狀。取藍莓100克、豆漿200毫升。將藍莓洗淨切小塊，和豆漿一起放入調理機中打勻。每天1杯，可經常飲用。

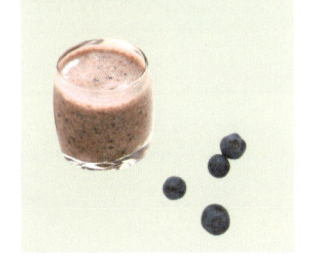

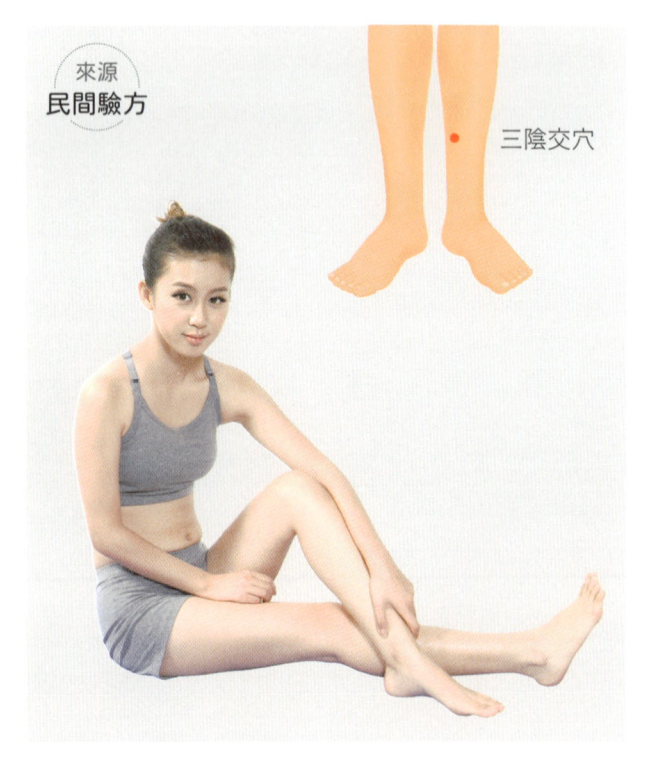

CHAPTER
8

男性強健保養術

抽菸久咳・雄性禿・前列腺炎・啤酒肚・
早洩・陽痿不舉……

雄性禿

茯苓茶改善脂漏性掉髮

很多人都有掉髮的煩惱，大多數與血熱風燥、耗傷陰血等有關。中醫認為，預防脂漏性掉髮，應以健脾除濕、祛風潤燥、滋補肝腎為原則，可適當食用茯苓、冬瓜、薏米、蓮藕、桑葚、黑豆、黑米等。

> 茯苓茶有健脾、利水、滲濕的作用，對脂漏性掉髮有幫助。

茯苓茶 \ 健脾利水滲濕 /

材料 茯苓適量
做法 將茯苓研磨成粉，用溫開水沖泡即可。
用法 每天2次、每次6克，飲至髮根長出。

來源：民間驗方

同效小偏方

淡鹽水洗頭預防掉髮

此方可以清熱解毒、殺菌消炎、收斂皮脂腺，對預防掉髮有幫助。取鹽15克、溫水1500毫升，混合攪勻即可。每星期洗頭2~3次，連續使用。

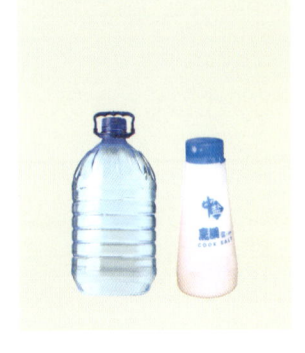

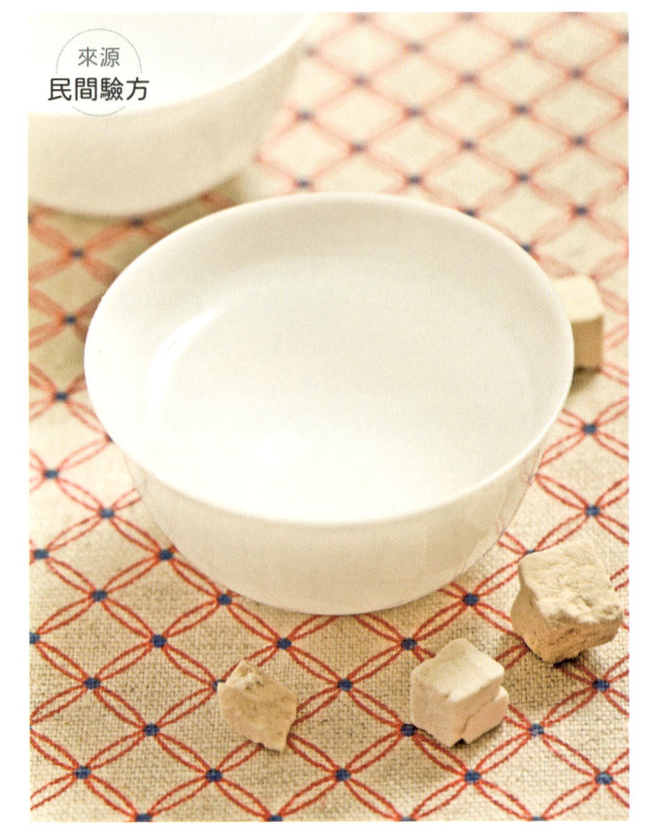

愛抽菸

隔薑灸戒菸穴遠離菸癮

遠離菸草可降低心腦血管疾病發生的機率，有益身體健康。戒菸技巧：深呼吸；多喝水；將注意力集中在有趣的事物上。此外，艾炷隔薑灸戒菸穴、喝魚腥草茶，也能幫助戒菸。

隔薑灸戒菸穴 \ 清肺解毒 /

取穴 戒菸穴位於列缺穴與陽溪穴之間的中點凹陷處。（陽溪穴位於腕背橫紋橈側，手拇指向上翹時，在拇短伸肌腱與拇長伸肌腱之間的凹陷處；將兩手拇指和其餘四指自然分開，於兩虎口處垂直相交，一手食指搭在另一手上，食指尖處即為列缺穴。）

方法 將薑片放在戒菸穴上，然後將艾炷置於薑片上，點燃，每次灸3~4壯。

特別叮囑 壯即是指艾草（艾絨）捏成三角形狀，是小指拇頭前一節大約2公分高、底部直徑1.2公分寬為一壯。

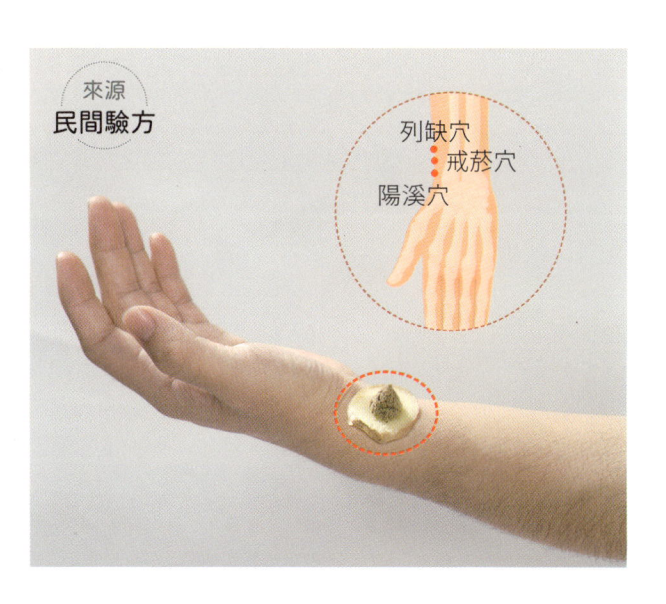

> 艾炷隔薑灸戒菸穴，可在犯菸癮時隨時灸之，既能幫助戒菸，還有利於清肺解毒。

同效小偏方

魚腥草茶
解菸毒

此方有消炎的作用，能幫助清肺熱、解菸毒。取魚腥草15~30克，洗淨後放入鍋內浸泡大約2小時，再煎煮至沸騰，去渣取汁即可。代茶頻飲。

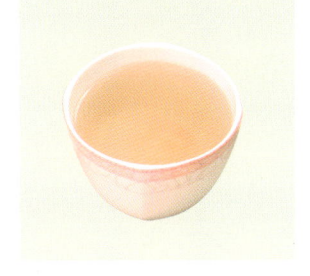

來源
民間驗方

列缺穴
戒菸穴
陽溪穴

抽菸久咳

蜂蜜蒸梨潤肺止咳

中醫認為，抽菸會損傷肺氣，而肺主氣、主水液，肺氣虛，則五臟六腑都會受到影響。氣血失衡、陰陽不平衡，人就容易生病。菸霧因火熱而生燥邪，所以抽菸者經常有口乾、口渴的感覺，還常常喉乾咳嗽。

梨有清熱、化痰、止咳的作用，蜂蜜有潤肺止咳的功效。《本草綱目》記載：「用香水梨、鵝梨、雪梨皆可，取汁以蜜湯熬成瓶收。」

蜂蜜蒸梨 \ 緩解久咳咽乾 /

材料 梨 1 個
調料 蜂蜜 15 克
做法
1. 將梨洗淨，從上部切開一個三角形的口，小心將裡面的核籽挖出來，不要破壞它的整體結構。
2. 將蜂蜜填入梨中，放入蒸鍋加熱蒸熟即可。

用法 每天早晚各吃 1 個，連吃數天。

特別叮嚀 梨不用削皮，裡面的核要掏乾淨。

來源《本草綱目》

同效小偏方

洋蔥糖漿止咳效果佳

取洋蔥 1 個，洗淨後切片，放入裝有紅糖和蜂蜜水的鍋中浸泡，然後煮沸，涼後取汁，裝瓶備用。每次 1 大匙，咳嗽時溫服。

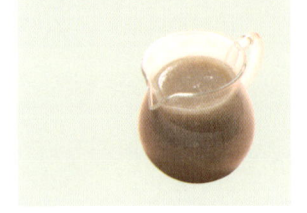

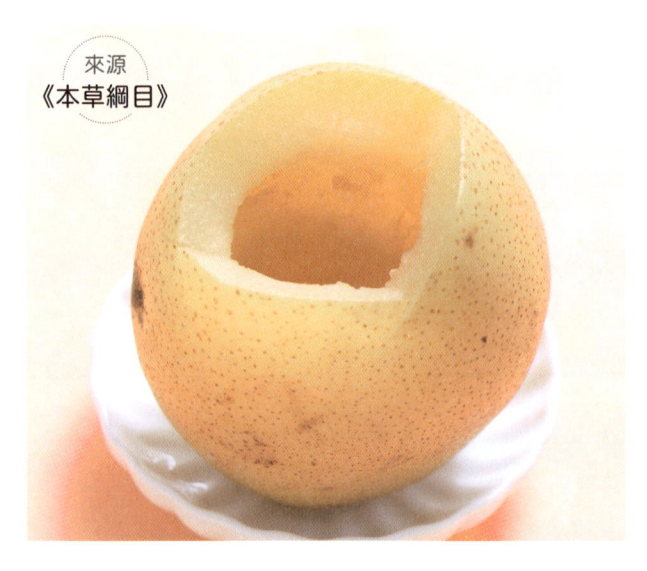

晨起有痰

桔梗飲祛痰改善鼻塞

晨起有痰可能與生理因素有關，也可能是支氣管炎等疾病引起的。如平時處在過於乾燥的環境中或經常吃油膩的食物，可能會出現晨起有痰。如果患有咽炎、支氣管炎、鼻炎等疾病，會反復出現咳嗽、咳痰，清晨較多、秋冬季加重。推薦喝點桔梗飲、柿葉茶來緩解不適。

桔梗飲 \ 利咽祛痰 /

材料 桔梗 5~10 克
做法 將桔梗用溫開水浸泡即可，或者用熱水稍微煮 5 分鐘。
用法 代茶飲，飲用量視症狀的輕重適當增減。

特別叮嚀 此飲服用後能刺激胃黏膜，劑量不宜太多，以免引起輕度噁心、嘔吐等症狀。

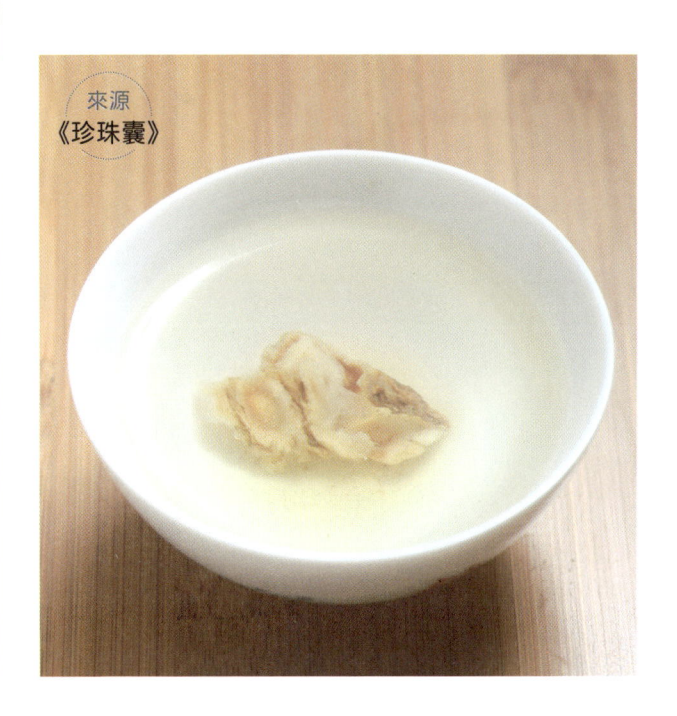

桔梗有宣肺、祛痰、利咽、排膿之功效，對咽喉腫痛、肺膿腫、支氣管炎、肺炎等症有利。《珍珠囊》記載：「桔梗療咽喉痛，利肺氣，治鼻塞。」

來源《珍珠囊》

同效小偏方

柿葉茶潤肺化痰

柿子葉煮成茶飲，能達到潤肺化痰、止渴生津、健脾的功效。取柿子葉 15 克，洗淨後放入水鍋中煮沸，再用小火煎煮 20 分鐘，撈除柿子葉，取汁代茶飲用。

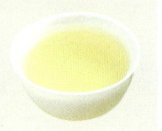

咽喉發炎

荸薺汁減輕喉嚨乾痛

咽炎主要有急性和慢性兩種。急性咽炎一般以咽部症狀為主，會出現咽部乾癢、疼痛、有灼熱感，吞咽東西時會更明顯，唾液增多。如果急性咽炎治療不徹底就會轉為慢性，自覺咽部乾、癢、脹，分泌物多而灼痛。咽喉疼痛時，建議用鹽水漱口、蒸汽潤嗓、足量飲水等來緩解。日常飲用荸薺汁、草莓汁效果也不錯。

荸薺性涼、味甘，具有清熱止渴、利濕化痰等功效，對咽乾喉痛具有緩解作用。

荸薺汁 \ 舒緩咽喉乾痛 /

材料 新鮮荸薺 200 克
做法 荸薺洗淨，去皮後磨碎，包入乾淨的紗布，擰轉取汁即可。
用法 一次飲完，連飲 2~3 天。

特別叮嚀 荸薺性涼，脾胃虛寒、腹瀉、血瘀者，不宜食用。

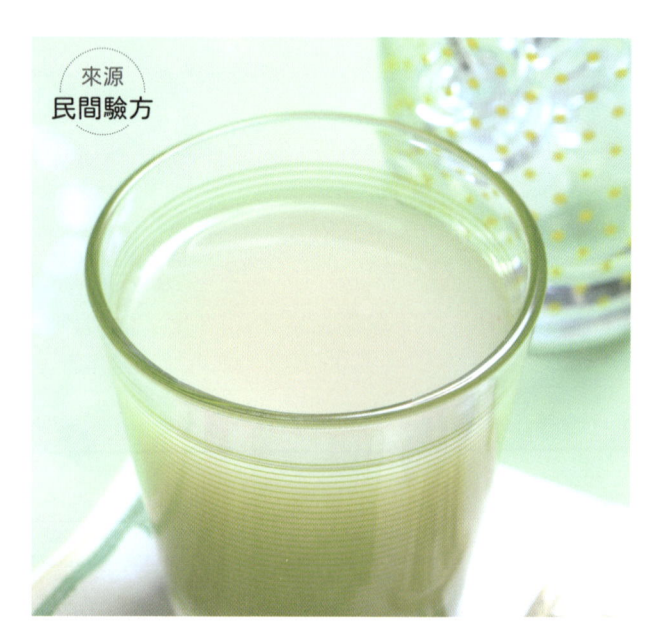

來源 民間驗方

同效小偏方

草莓汁 緩解咽喉腫痛

此方有滋潤消腫、生津止渴的功效。取草莓 60 克，洗淨後去蒂，加適量冷開水榨成汁，即可飲用。

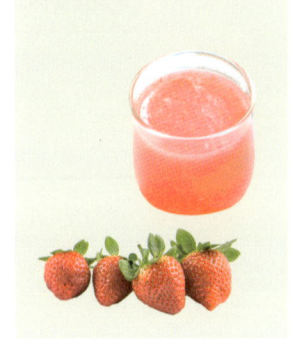

啤酒肚

焦米湯健脾祛濕效果好

有啤酒肚的人，指體內的津液代謝不夠通暢，容易產生痰濕，布滿肌膚或在體內停滯，從而形成啤酒肚。中醫認為，脾主運化水濕，是津液代謝的總開關，一旦脾虛失去轉化功能，就會產生痰濕，所以有「脾為生痰之源」一說。想要緩解啤酒肚，健脾祛濕非常重要。可以用如下焦米湯、枳朮湯調理。

焦米湯 \ 消食健脾 /

材料 白米 50 克
做法 將白米放入鍋中，中火乾炒至焦黃並香味釋出，加適量水煮半小時至米軟即可。
用法 涼溫後服用。每天 1 次。

特別叮嚀 炒的時候請用中火，不可將米炒糊了。

來源：民間驗方

米炒焦香之後，已部分炭化，炭化的米粒可吸附毒素、消食健脾。而且米湯中的澱粉、維生素及其他礦物質，有利於補充營養和恢復胃腸功能。

同效小偏方

枳朮湯幫助瘦身

此方可幫助促進胃腸蠕動、消水腫。取枳實 10 克、白朮 10 克，加適量水煎煮成汁，汁熬到剩一半即可。每天早晚各服一次，每次 50~60 毫升。

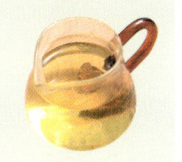

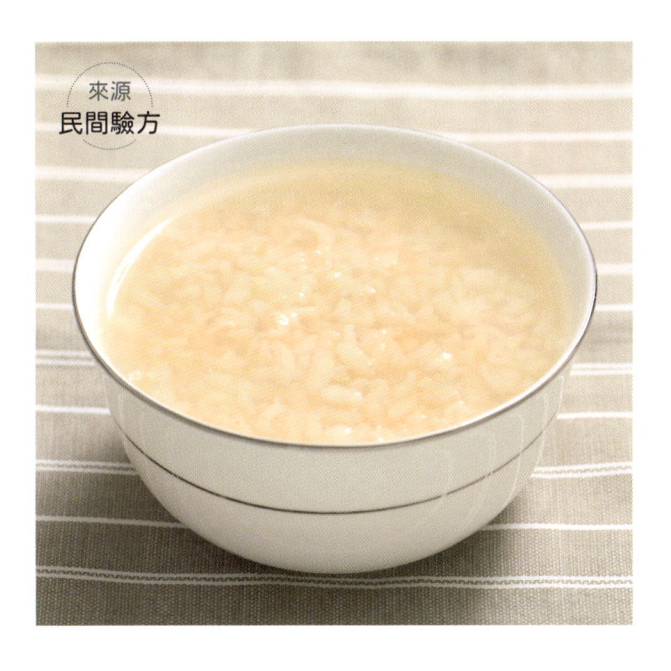

前列腺炎

參芪枸杞粥補氣益腎

不少中年男性會被前列腺炎所困擾，出現尿頻、尿急、尿痛、尿不盡等症狀。中醫認為，前列腺炎是腎虛、膀胱氣化失調所致，調理以補氣益腎為主。

參芪枸杞粥 \ 溫補脾腎 /

材料 玄參10克、黃芪10克、枸杞子10克、大米50克

做法
① 玄參、黃芪、枸杞子放入鍋中，加水，煎煮取濃汁。
② 將白米加入煎好的藥汁中，煮成粥即可。

用法 每天1次。

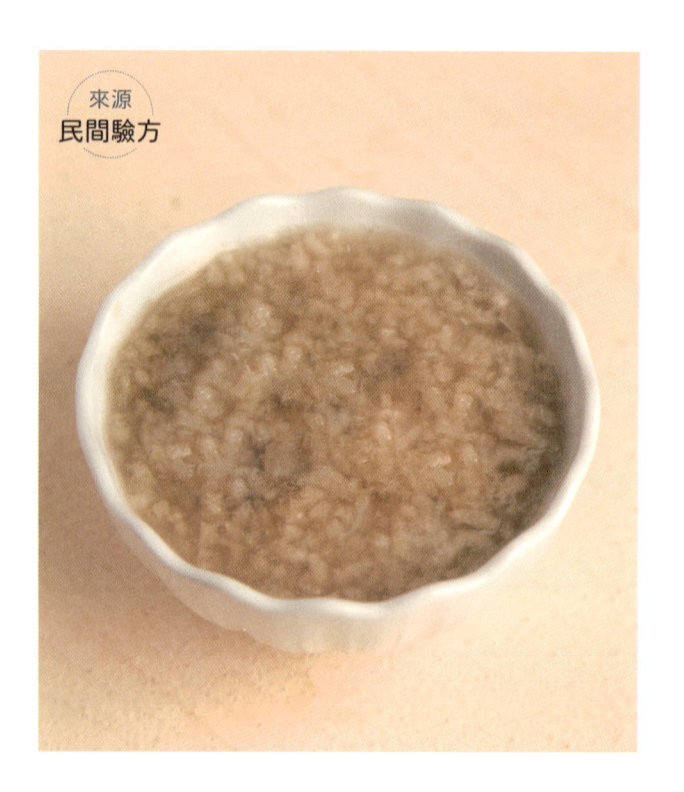

玄參具有清熱涼血、滋陰降火的功效；黃芪為「補氣諸藥之最」，與玄參同服，補氣作用更佳；枸杞子可滋補肝腎。三者搭配，可以調理脾腎虧虛引起的前列腺炎。

來源 民間驗方

同效小偏方

花椒白胡椒改善頻尿

此方對寒氣凝滯引起的前列腺炎、尿頻有調理作用。取花椒、白胡椒各適量搗成末，將粉末放入肚臍眼內，再用風濕止痛膏貼牢。臨睡時貼上，晨起時取下，每天1次，7天為一個療程，四個療程效果更好。

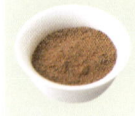

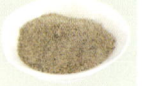

前列腺增生

肉蓯蓉豬腰湯調理腎虛

前列腺增生是中老年男性的常見疾病，且發病率隨年齡增長呈現遞增趨勢，主要呈現有尿頻、尿急、夜尿增多、排尿分叉等。中醫認爲，前列腺增生多由腎氣不足引起，調理以溫補腎氣爲主。

肉蓯蓉豬腰湯 \ 溫腎助陽 /

材料 豬腰 1 個、瘦豬肉 30 克、肉蓯蓉 10 克、枸杞子 12 克、當歸 5 克

調料 料酒 10 克，太白粉 3 克、鹽 3 克

做法

1. 豬腰切除白筋，洗淨後切片，去除血水，用太白粉、料酒拌勻，醃漬 10 分鐘；瘦豬肉洗淨，切小塊。
2. 全部中藥材與豬腰、瘦豬肉一起放入砂鍋中，加適量水，用大火煮沸，轉小火續燉 40 分鐘，加入鹽調味即可。

用法 隨餐佐食。每星期 1~2 次。

特別叮囑 肝陽上亢型高血壓患者，禁食這道湯。

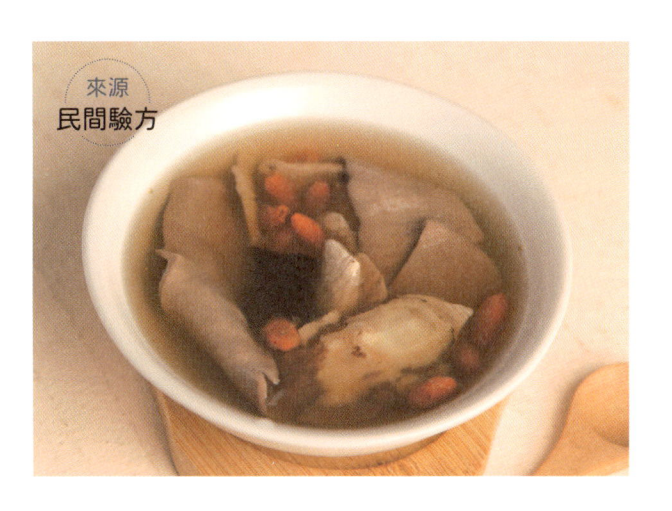

肉蓯蓉溫腎助陽、益精血；當歸補血、活血；豬腎益腎陰、補腎陽。三者搭配，適用於腎虛勞損、陰陽皆虧導致的前列腺增生等。

同效小偏方

黃芪甘草湯改善小便無力

此湯可以改善前列腺增生患者出現的小便無力、尿後餘瀝等症狀，還能益氣健脾。取黃芪 15 克、甘草 5 克，用水煎服即可。每天飲用 1 次。

來源：民間驗方

早泄

按關元和腎俞穴溫補腎陽

早洩是一種常見的男性性功能障礙，指在性生活中射精過快，或陰莖尚未插入陰道就已經射精，導致無法進行正常的性生活。中醫認為，腎虛是造成早洩的根本原因，可以通過補腎來調理早洩。

按關元和腎俞穴 \ 益腎助陽 /

取穴 肚臍中央向下4橫指處，為關元穴。在腰部，第2腰椎棘突下，旁開1.5寸為腎俞穴。

方法 先將手掌溫熱，敷在關元穴上，再指壓關元穴3~5分鐘。用手指的指腹按揉腎俞穴50~100下。

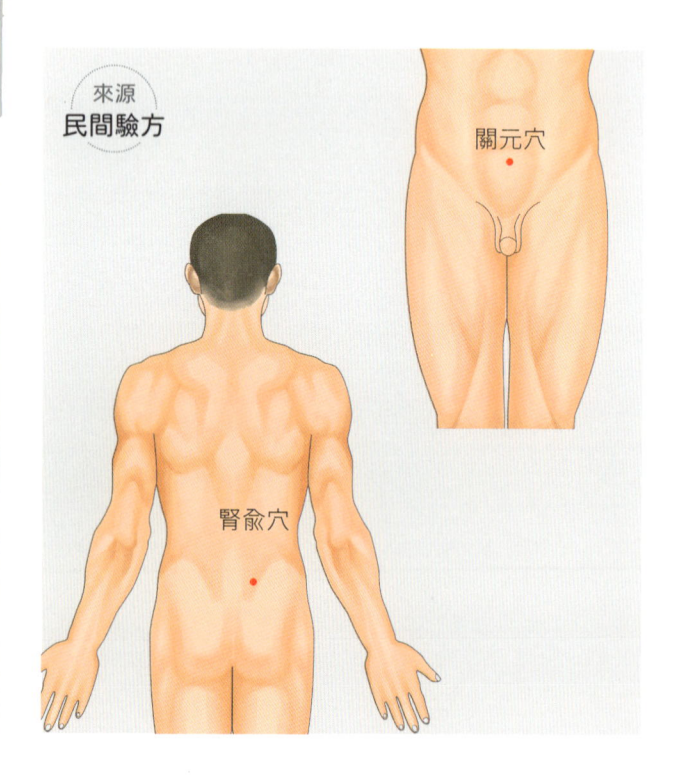

關元穴是男性藏精之處，是男性保健重要的穴位；腎俞穴為腎的背俞穴。人體陽氣的根在腎，腰為腎之府，腎陽虛時會感覺腰部酸軟怕冷，按摩腎俞穴可以溫補腎陽。按摩關元和腎俞穴，有助於調理早洩。

同效小偏方

山茱萸肉粥補腎固精

山茱萸15~20克、白米100克一起放入砂鍋內，加適量水，用大火煮沸，轉小火煮成粥即可。每天服用1~2次。

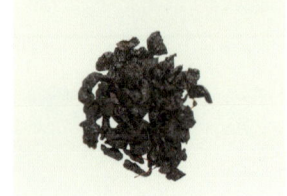

來源 民間驗方

關元穴

腎俞穴

陽痿不舉

韭菜炒蝦仁固精健體

陽痿是指有性欲要求時，陰莖無法勃起或勃起不挺，或者雖有勃起但不能保持足夠的性交時間，因此妨礙性交或不能完成性交愉悅感。中醫認為，男性房事過度、壓力大、憂鬱、驚恐等，可能導致陽痿，可以透過補腎強肝健脾等方法調理。

韭菜炒蝦仁 \ 補腎益精 /

材料 蝦仁 300 克、嫩韭菜 150 克，蔥絲、薑絲各適量

調料 醬油、料酒、鹽、香油各適量

做法

1. 蝦仁洗淨；韭菜洗淨後切段。
2. 炒鍋倒少許油加熱，放蔥絲、薑絲小火炒香，再放入蝦仁拌炒 2~3 分鐘，加醬油、料酒、鹽稍炒，放韭菜段，改大火炒 2 分鐘，滴入香油即可。

用法 隨餐佐食。每星期 2~3 次。

特別叮嚀 初春的韭菜較嫩，品質最好。為避免營養流失，宜在切菜前清洗韭菜，且韭菜入鍋時間不可太長。

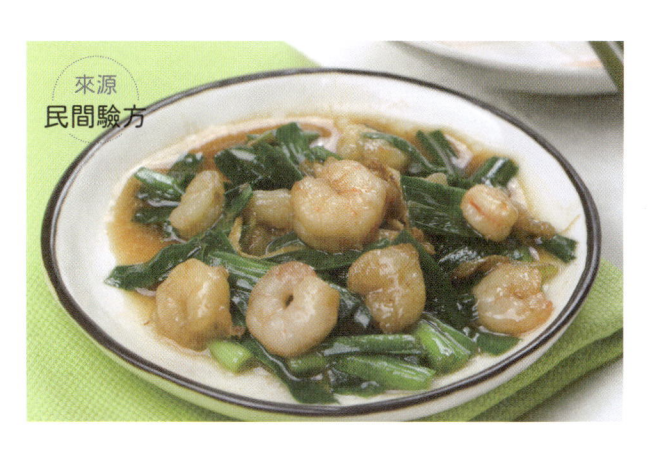

這道菜有利於補腎壯陽、益精固腎，適用於腎陽虛、腎精不固所致的遺精、早洩、遺尿等症。

同效小偏方

羊腎粥補腎益陽

此方適用於腎虛引起的陽痿、腰痛、遺精等症狀。取羊腎塊 50 克、白米 50 克，一起放入沸水鍋中，加入少許蔥白段、薑片、鹽熬煮成粥即可。每星期 1~2 次。

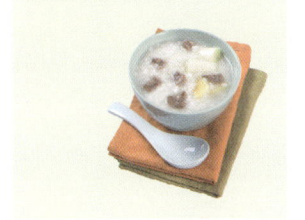

來源 民間驗方

遺精

祕精湯可以止遺

遺精是指在沒有性生活時發生射精，一夜2~3次或每星期2次以上，會伴隨頭暈耳鳴、精神疲憊、失眠多夢、畏寒怕冷、腰膝酸痛等症狀。遺精通常發生在年輕人居多，是典型的腎不藏精的呈現，調理遺精應以補腎固攝為主。

祕精湯 \ 調理遺精 /

材料 分心木3克、芡實6克
做法 將上述兩味藥材研磨成粗末，水煎煮2次，混合後服用。
用法 每天早、中、晚3次，溫服。

> 芡實性平，味甘、澀，歸脾、腎經，和分心木一起，可幫助益腎固精、健脾止瀉。

來源：民間驗方

同效小偏方

灸關元穴益腎助陽

關元穴位於肚臍中央向下4橫指處。取薑片，在薑上戳小孔。把薑放在關元穴上，將艾炷放置在薑上，點燃艾炷施灸。每次灸5~10分鐘，每天1次。

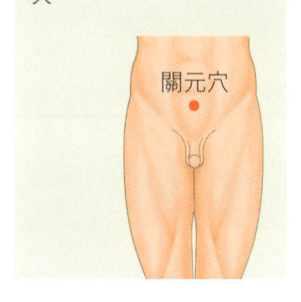

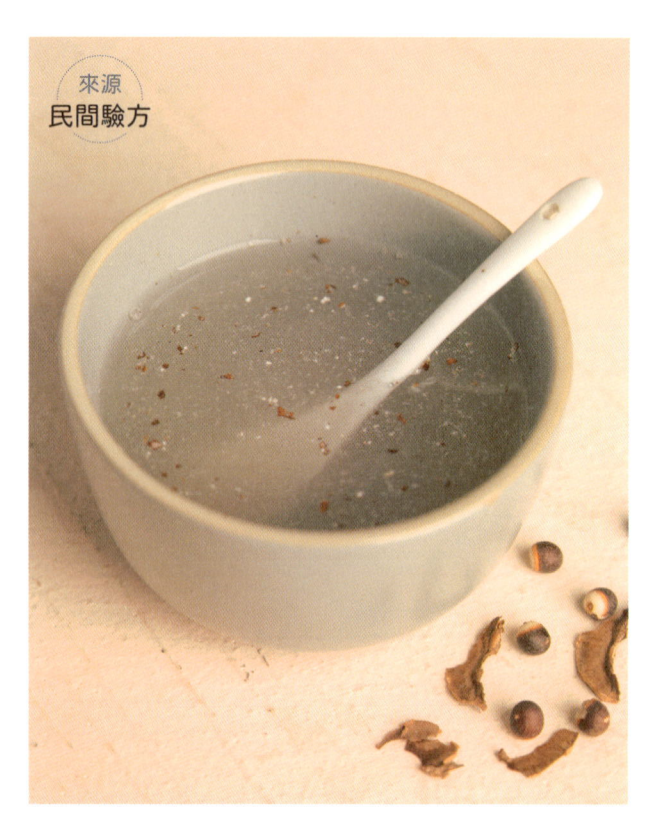

關元穴

CHAPTER
9

上班族
放鬆身心帖

吹冷氣不舒服・疲勞無力・眼睛乾澀・
滑鼠手鍵盤肘・腰酸背痛、宿醉……

吹冷氣不舒服

生薑紅糖水驅寒護肺

長時間在空調環境下工作、生活，因溫度太低、空氣流通不順暢等原因，易導致身體臟器功能衰退，主要症狀是鼻塞、頭暈、打噴嚏、耳鳴、無力等。夏季天氣炎熱，應避免長時間開冷氣，避免冷風直吹，最好設置風向朝上，且溫度不要太低，以 26℃ 為宜，同時適當增強體質。感覺不舒服時，可以透過生薑紅糖水、雪梨汁緩解不適。

生薑紅糖水 \ 驅寒緩解感冒 /

材料 生薑片 10 克、紅糖 5 克、紅棗 3 顆
做法 全部材料放入杯中，倒入沸水，蓋杯蓋悶泡 10 分鐘即可。
用法 代茶頻飲。

特別叮嚀 陰虛火旺、肺炎患者，不宜飲用。

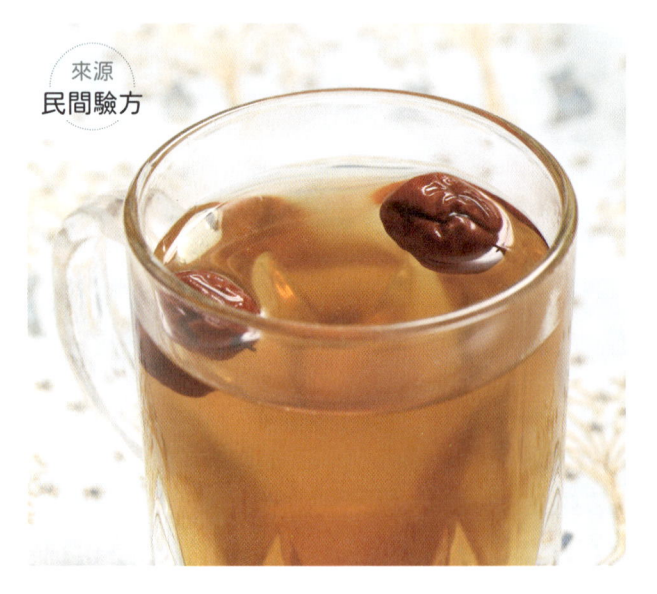

生薑可祛風散寒、發汗解表，與紅糖和紅棗搭配，可益氣養血、散寒護肺。

同效小偏方

雪梨汁生津潤燥

此方能清熱化痰、潤肺止咳，對在空調環境下引起的咽喉乾痛等症有改善作用。取雪梨 1 個，洗淨後去核籽，切小塊放入調理機內，加水攪打均勻成汁。每天 1~2 杯。

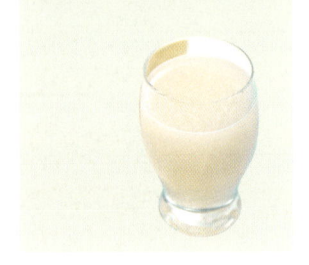

來源 **民間驗方**

二手菸

膨大海茶改善咽喉痛乾咳

抽菸不僅讓你全身多個器官受到損傷，甚至還可能產生三手菸而影響更多人。抽菸者應儘早戒菸或減少抽菸，並且不在公共場合、工作場所抽菸。非抽菸者如果經常出入有二手菸的地方，要儘量減少出入時間。飲膨大海茶、羅漢果水，可以減輕二手菸帶來的傷害。

膨大海茶 \ 改善咽喉痛乾咳 /

- **材料** 膨大海2~3顆
- **做法** 將膨大海洗淨後放入鍋內，加適量水煎煮至沸即可。
- **用法** 代茶飲用，以2~3天為宜，連續服用不超過7天。

特別叮嚀 便稀者請要慎用。

《本草綱目拾遺》記載：膨大海「治火閉痘，服之立起，並治一切熱症勞傷，吐衄下血，消毒去暑，時行赤眼，風火牙痛……乾咳無痰，骨蒸內熱，三焦火症……」膨大海有清肺利咽的功效，適用於咽喉痛、肺熱聲啞、乾咳無痰等症狀。

同效小偏方

羅漢果水止咳消炎

此方有清熱潤肺、利咽開嗓、滑腸通便等功效，可改善肺熱咳嗽、咽喉腫痛、糞便祕結等症狀。取羅漢果5~10克，切片後放入水鍋中，煮約10分鐘至沸即可。平時代茶飲。

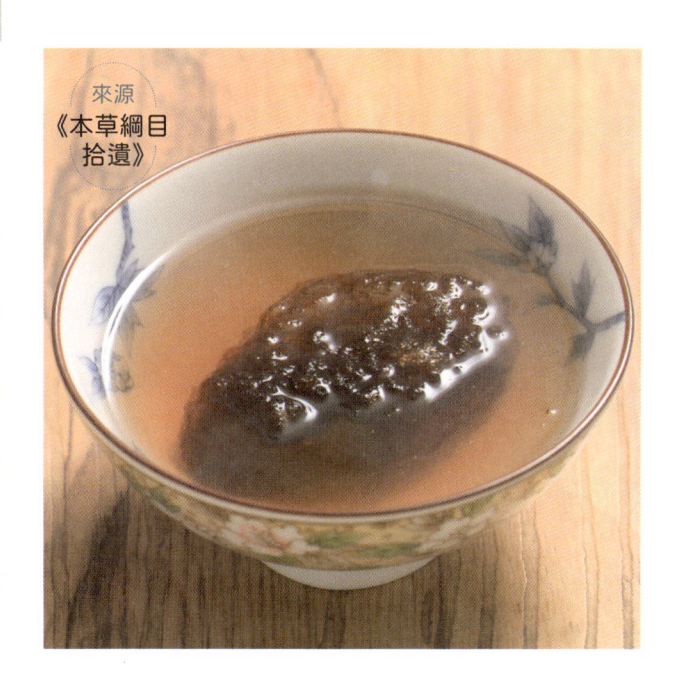

來源《本草綱目拾遺》

抗輻射

五味子綠茶益氣護眼

很多上班族每天與電腦、手機為伍，飽受輻射侵害，還會導致眼睛乾澀、視物模糊、皮膚老化等問題。日常飲食中，應適當多攝取茶葉、荷葉、綠豆等護眼明目的食物。

五味子綠茶 \ 抗輻射、補腎氣 /

材料 五味子5克、綠茶3克
調料 冰糖適量
做法 將所有材料、冰糖放入杯中，倒入沸水，蓋杯蓋浸泡約3分鐘即可。
用法 代茶頻飲。

特別叮囑 便祕者、咳嗽初期者，不宜飲用。

五味子有益氣生津、補腎寧心的作用。綠茶可抗輻射，並含有對眼睛有益的營養成分。

來源 民間驗方

同效小偏方

蔥白紅棗龍眼茶 預防輻射

取蔥白30克，紅棗、龍眼各適量，放入適量水鍋中煮10分鐘即可。代茶頻飲。

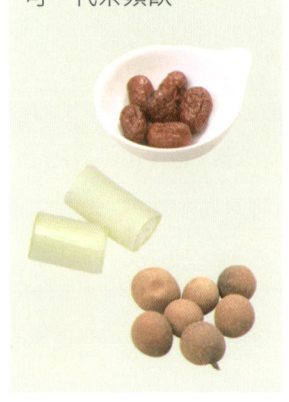

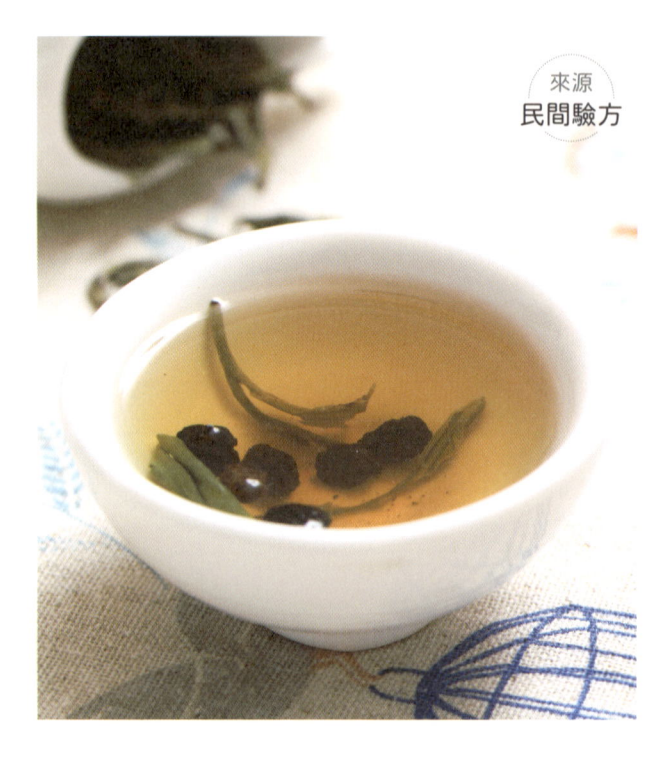

眼睛乾澀

枸杞菊花茶補肝明目

現代人由於長時間使用手機、電腦等電子產品,易導致眼睛疲勞,出現眼睛乾澀的症狀。緩解眼乾眼澀,應適當調整作息、避免熬夜,適當使用空氣清淨機,避免頻繁滑手機。可適量食用桑葚、枸杞子、菊花等,可以補肝明目。

枸杞菊花茶 \ 緩解眼睛不適 /

材料 乾桑葚 6 克、菊花 5 克、枸杞子 5 克
做法 所有材料放入杯中,沖入沸水,浸泡約 5 分鐘即可。
用法 代茶頻飲。

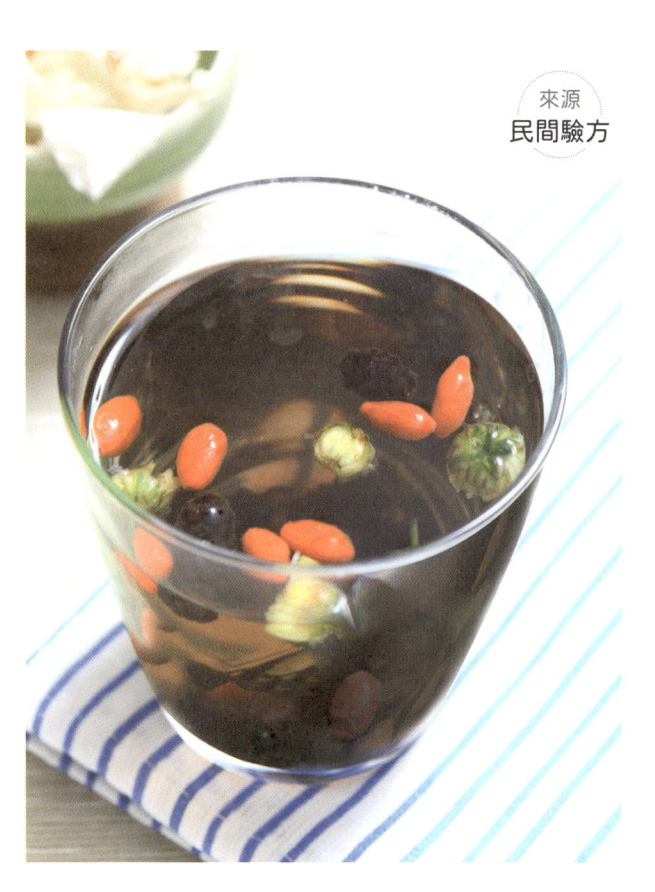

來源
民間驗方

這款茶飲能為人體提供較多的花青素,改善視疲勞,緩解眼睛不適。

同效小偏方

**枸杞桑葚粥
緩解眼睛疲勞**

取枸杞子 5 克、乾桑葚 5 克、山藥片 10 克、紅棗 5 顆、白米 100 克。將全部材料放入鍋中煮成粥,每天早晚食用。

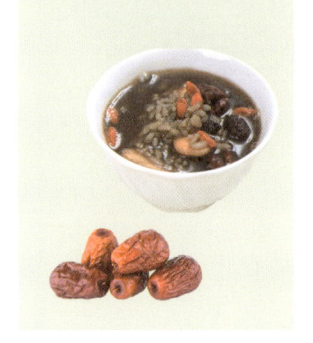

耳鳴

按耳前三穴促進耳內血液循環

上班族有不少人總喜歡長時間戴著耳機聽音樂。研究發現，戴上耳機後，聲音不易擴散，接觸時間長、音量大容易損害聽力，導致耳鳴、突發性耳聾，甚至引起頭痛、頭暈、失眠等症狀。因此，建議每天使用耳機不超過1小時，且音量不可太大。聽耳機時，可以嚼口香糖，或者吃點零食。下面兩個方法能幫助緩解已經出現的耳鳴頭暈。

按耳前三穴 \ 提高聽力 /

取穴 張開口，在耳屏（俗稱小耳朵）前可以摸到一個凹陷處，即為聽宮穴；聽宮穴垂直稍微往上一點就是耳門穴；聽宮穴往下一點則是聽會穴。這三個穴合稱為耳前三穴。

方法 用手不斷地擠壓耳屏前凹陷處2~3分鐘，然後再用手掌心在耳道口連續做一壓一鬆的動作3分鐘，每天3次。由於耳前三穴靠得非常近，用手指在耳屏前凹陷處按摩時，基本上就把三個穴位都刺激到了。

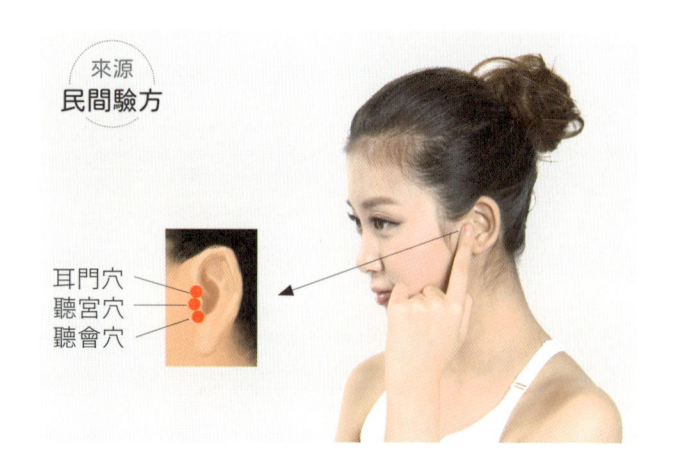

> 按摩耳前三穴，有助於改善耳內血液循環，促進聽覺功能恢復，是針灸治療耳朵疾病常用的穴位。

同效小偏方

銀杏葉茶活血化瘀

此方有活血化瘀的作用，可幫助改善長時間噪音引起的耳微循環障礙。取銀杏葉3片，放入沸水中沖泡，待溫熱即可飲用。

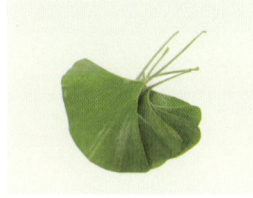

來源 **民間驗方**

耳門穴
聽宮穴
聽會穴

疲勞無力

人參蓮子湯補元氣

疲勞是人體的一種感覺，如跑步、游泳、爬山、連續的緊張工作、熬夜、做重體力活之後，都可能出現這種感覺，大部分好好休息後就會恢復。疲勞過度時，建議用人參蓮子湯進補，也可用川芎黨參泡腳。

人參蓮子湯 \ 補氣益血 /

材料 人參5克、蓮子20克
調料 冰糖5克
做法
① 蓮子洗淨後浸泡4小時；人參沖洗乾淨。
② 人參、蓮子、冰糖一起放入燉盅，加適量水，置湯鍋內，用小火隔水燉至蓮子肉熟即可（也可用電鍋蒸熟）。

用法 佐餐食用。每星期2~3次。

特別叮囑 烹煮前先將蓮子芯取出，以免影響口感。服用人參的前3天和後3天，包括服人參期間，禁止食用蘿蔔，也不能飲茶、喝咖啡。

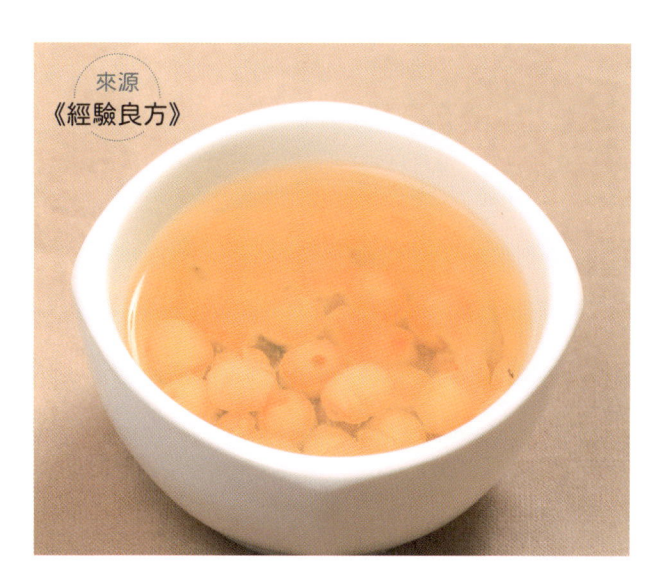

來源《經驗良方》

此方出自《經驗良方》，選用人參、蓮子，以補氣血為主，對慢性疲勞有一定緩解作用。

同效小偏方

川芎黨參泡腳解除疲勞

取川芎40克、黨參40克，一起放入水鍋中煮15分鐘，把藥渣濾除，然後將藥汁倒入盆中。先把腳放在水蒸氣上薰蒸，待水溫下降後泡洗雙腳。每晚臨睡前薰泡一次。

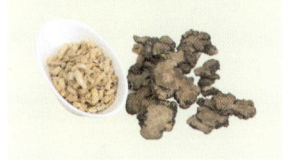

口腔潰瘍

蘿蔔藕汁漱口清熱瀉火

口腔潰瘍是口腔黏膜及舌邊緣上的局部性缺損、潰爛，主要症狀為口腔黏膜出現潰瘍，形狀不規則、邊緣紅腫，中央為黃白色或灰白色，其大小從米粒擴至黃豆大小，周圍有紅暈、比較疼痛等。得了口腔潰瘍會影響進食、說話，建議用如下偏方來緩解。

蘿蔔藕汁 \ 生津止渴 /

材料 白蘿蔔1根、新鮮蓮藕1段
做法 白蘿蔔和蓮藕洗淨，去皮後切塊，放在乾淨的碗中搗碎，用醫藥型雙層紗布擰轉取汁即可。
用法 用汁含漱，每天3次，連用4天可見效。

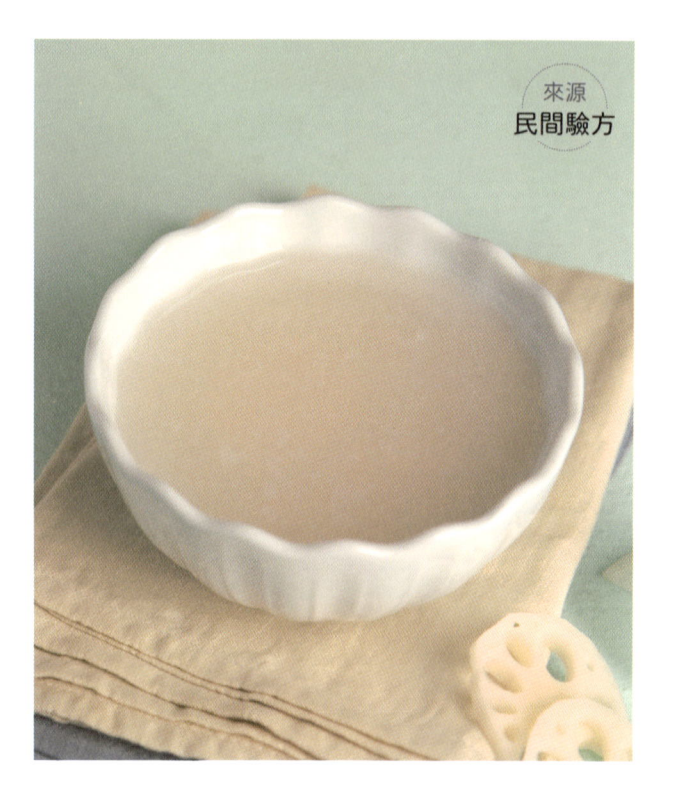

來源：民間驗方

白蘿蔔有益胃消食、清熱生津的功效。蓮藕有清熱生津、消除暑熱、涼血止血、潤肺止咳的功效。二者搭配，有利於清熱瀉火、生津止渴。

同效小偏方

西瓜汁減輕潰瘍不適

取西瓜150克，去皮去籽，與適量飲用水放入調理機中，攪打成汁即可。飲用時，使其在口中停留2分鐘再喝下去，能減輕潰瘍不適。也可以用西瓜霜噴霧來緩解。

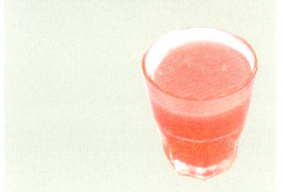

口腔異味

嚼茶葉清新口氣

導致口腔異味有多種原因，主要包括牙齒的原因如牙齦炎、牙周炎等，不良的生活習慣如抽菸、不愛刷牙等，疾病如腸胃炎、鼻竇炎、咽喉炎等，都會導致口腔出現異味。為了避免口腔異味，平時需養成規律刷牙的習慣，並且少抽菸、多喝水、多吃蔬菜。

古人認為，茶葉可以解毒，又具清新口氣的功效。現代醫學認為，茶葉中的兒茶素可以緩解口臭，而且其含氟量較高，還能防齲齒。

嚼茶葉 \ 消除口腔異味 /

材料　茶葉2克
用法　將一小撮茶葉放入口中，細細咀嚼即可。

特別叮囑　此方只能暫時消除口腔異味，要找到口腔異味的真正原因才能根治。

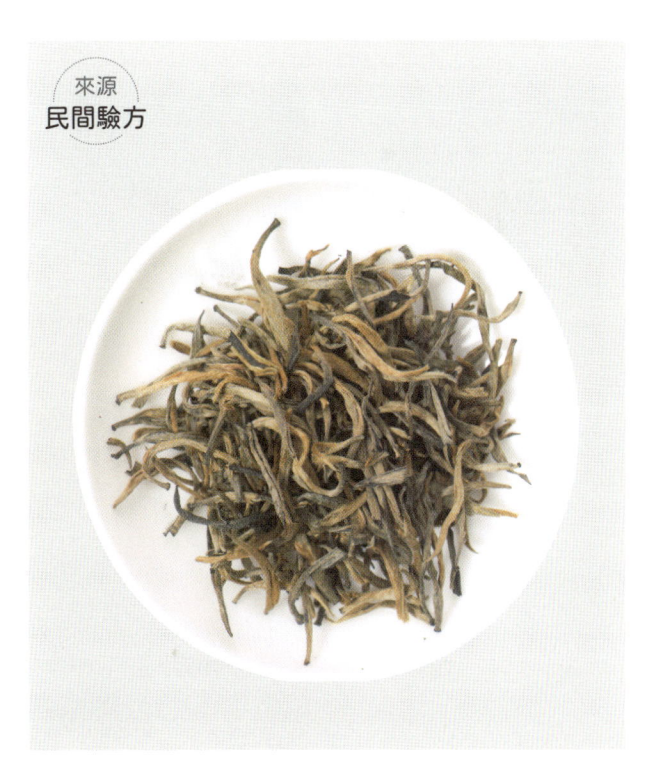

來源　民間驗方

同效小偏方

薄荷茶預防口臭

取鮮薄荷葉5克、奇異果2個、蘋果1個。將奇異果、蘋果分別去皮後切塊，再和鮮薄荷葉一起放入杯中，倒入沸水，蓋杯蓋悶泡5分鐘即可飲用。

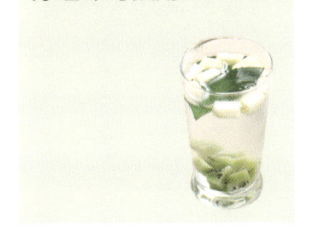

熬夜臉腫

冬瓜籽茶消除水腫

晚上熬夜易導致睡眠不足，時間久了，可能會影響體內的血液循環，引起臉部浮腫。因此，為了健康，要儘量避免熬夜，並保持良好的生活習慣和心情。出現浮腫時，可以用冬瓜籽茶、冬瓜皮飲緩解症狀。

> 冬瓜籽中含有烯酸、葫蘆巴素等成分，有利尿作用，可以幫助身體排出多餘水分，緩解水腫症狀。

冬瓜籽茶 \ 緩解水腫 /

材料 冬瓜籽乾品 15 克
做法 將冬瓜籽放入鍋中，倒入適量水，用大火煮沸，轉小火續煮約 20 分鐘即可。
用法 代茶飲用。每天 2 次，連續喝 5~7 天。

特別叮嚀 飲用冬瓜籽茶時，需避免與寒涼食物同食，以免影響其去除水腫的效果。

來源 民間驗方

同效小偏方

冬瓜皮飲利水消腫

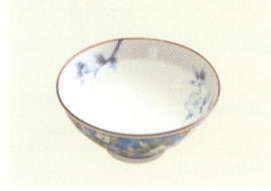

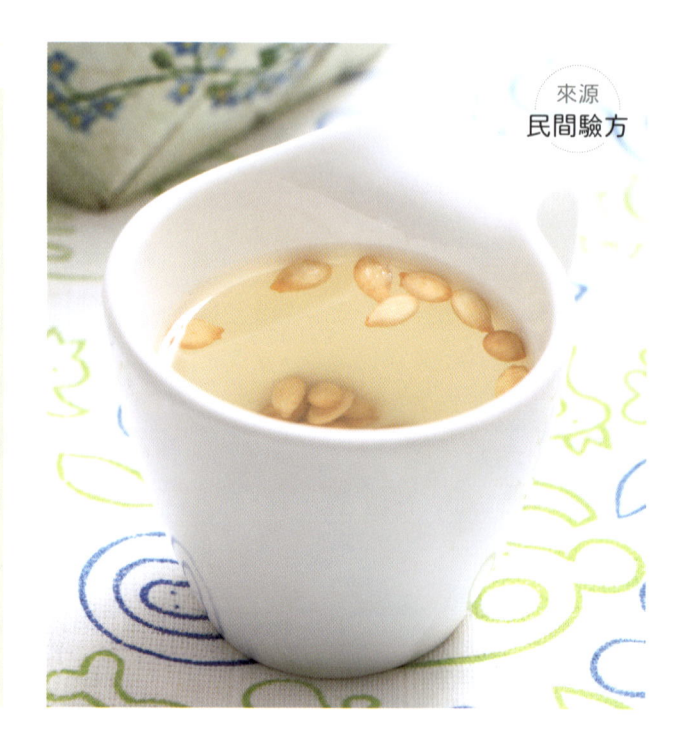

冬瓜皮味甘、性涼，有利水消腫、消暑清熱的功效，代茶飲用可以改善腎臟病、肺病等引起的水腫。取冬瓜皮乾品 200 克，研磨成細粉。飲用時，取 30 克沖入溫開水拌勻。每天 1 次。

滑鼠手 鍵盤肘

按摩魚際穴預防滑鼠手

許多人每天使用電腦等電子產品，長時間在鍵盤上打字或移動滑鼠，手腕等關節會因過度活動，導致相關部位肌肉或關節出現麻痺、腫脹、疼痛等現象，即所謂的滑鼠手、鍵盤肘。在日常工作中，儘量多活動胳膊，選擇帶有腕托的鍵盤，避免長時間使用滑鼠。如下的偏方可以幫助緩解症狀。

中醫認為，魚際穴為保命之要穴，能疏通肺經經氣，止咳平喘，按摩它，可促進手部血液循環，改善滑鼠手等症狀。

按摩魚際穴 \ 改善滑鼠手鍵盤肘 /

取穴 第 1 掌骨中點橈側，赤白肉際處。
方法 用食指指腹按揉魚際穴 3 分鐘。

特別叮囑 除了常規的按摩方法之外，也可以將手放在桌子上，魚際處抵著桌子，在桌子的邊緣進行蹭擦，這樣也可刺激魚際穴。

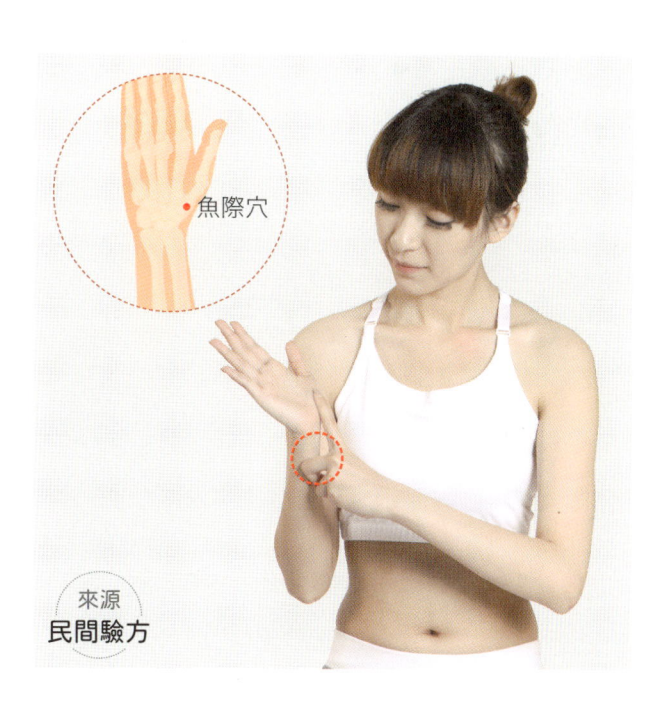

同效小偏方

花椒水泡手消腫止痛

取花椒 1 把，放入水鍋中煮沸，改成小火煮 10 分鐘，稍微冷卻。用溫花椒水搓洗或浸泡不適部位，每天 1 次。

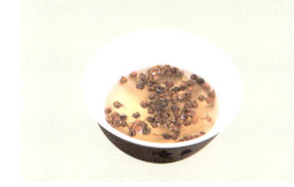

魚際穴

來源 民間驗方

頸椎症候群

炒鹽熱敷緩解頸椎疼痛

頸椎病是一種發展緩慢的退化多發性骨疾患。輕者頭、頸、臂、手、上胸、背部疼痛麻木，重者會出現四肢癱瘓、大小便失禁等。日常應端正坐姿、保持脊椎挺直，注意肩頸的防寒保暖。肩頸不適時，建議用如下偏方來緩解。

炒鹽熱敷 \ 活血化瘀 /

材料 食鹽或粗鹽 500 克

做法 將鹽倒入炒鍋中，用小火慢慢加熱，邊加熱邊用鍋鏟攪拌，直到溫度達 50~60°C 時，再倒入棉布袋中，將袋口綁好。

用法 用毛巾包裹保溫，置於患處。每次熱敷 20~30 分鐘，每天或隔天 1 次，10 次為一個療程。

特別叮囑 鹽加熱時必須小心，防止鹽爆裂而進入眼內，導致燙傷角膜。裝鹽的棉布袋要縫製密實。

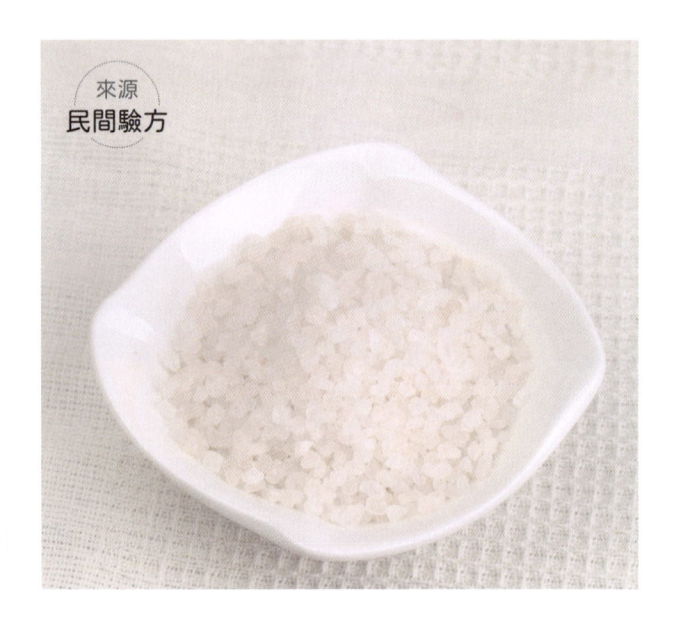

此方法以鹽為導熱體，敷於頸椎，可以活血化瘀，促進血液循環，緩解頸椎疼痛。

來源 民間驗方

同效小偏方

轉動頭部預防頸椎病

轉動頭部寫「米」字，有利於預防和緩解頸椎症狀。具體方法：以頭當作筆，用意念轉動頭部，速度一致寫出米字。筆劃順序為先橫後豎，左上點、右上點、左撇右捺。

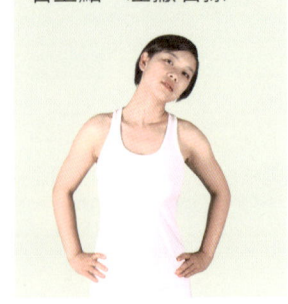

腰酸背痛

花椒茴香酒敷活血止痛

上班族腰酸背痛大多與坐姿不良、工作壓力大、睡眠不足等有關係，日常可以透過食療、改變生活習慣、適當運動，使其得到改善。工作時，座椅最好有靠背，可適當墊上腳凳，加強腰背部的鍛鍊。也可以用如下偏方來緩解不適。

花椒茴香酒敷 \ 活血化瘀 /

材料　生薑 100 克、青蒜根白 50 克、花椒 50 克、小茴香 50 克、白酒 15 克

做法
1. 生薑和青蒜根白洗淨後切碎，搗成糊狀；花椒和小茴香搗成末。
2. 將全部材料混合，用小火炒熱，加白酒拌勻，裝入棉布袋中，袋口綁緊後敷於患處。

用法　每晚 1 次，連續敷用至緩解。

特別叮嚀　對酒精過敏者，請慎用此方。

薑、青蒜與花椒、茴香、白酒都為香辛調料，有發散之功，用於外敷有祛寒濕、通血脈、止痛的功效，可以幫助緩解上班族久坐導致的肩酸腰痛等症狀。

同效小偏方

芋頭濕敷減輕疼痛

取芋頭 200 克、麵粉 200 克、薑末 20 克。芋頭去皮切小丁，和薑末、麵粉攪拌均勻，鋪在冷敷布上，厚度約 0.5 公分，貼在疼痛部位。每隔 6 小時換 1 次。

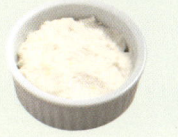

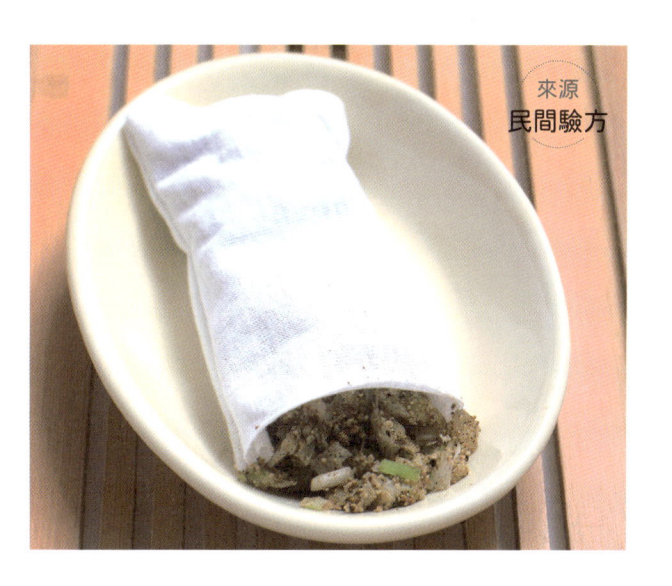

來源　民間驗方

宿醉

橘皮綠豆鹽湯解酒醒腦

宿醉不僅對肝臟造成損傷,還易導致急性胃炎,引起心跳加速、電解質失衡等。下面這些解酒的偏方,能幫助你緩解宿醉導致的不適,讓身體儘快恢復正常。

橘皮綠豆鹽湯 \ 緩解頭痛、口乾舌燥 /

材料 陳橘皮 40 克、綠豆 30 克、人參 20 克
調料 鹽 10 克
做法 陳橘皮用鹽小火炒過,稍微放涼,與綠豆、人參一起研磨成細末,裝入密封罐備用。
用法 取 10 克用溫開水沖服,喝醉後早晚各飲 1 次。

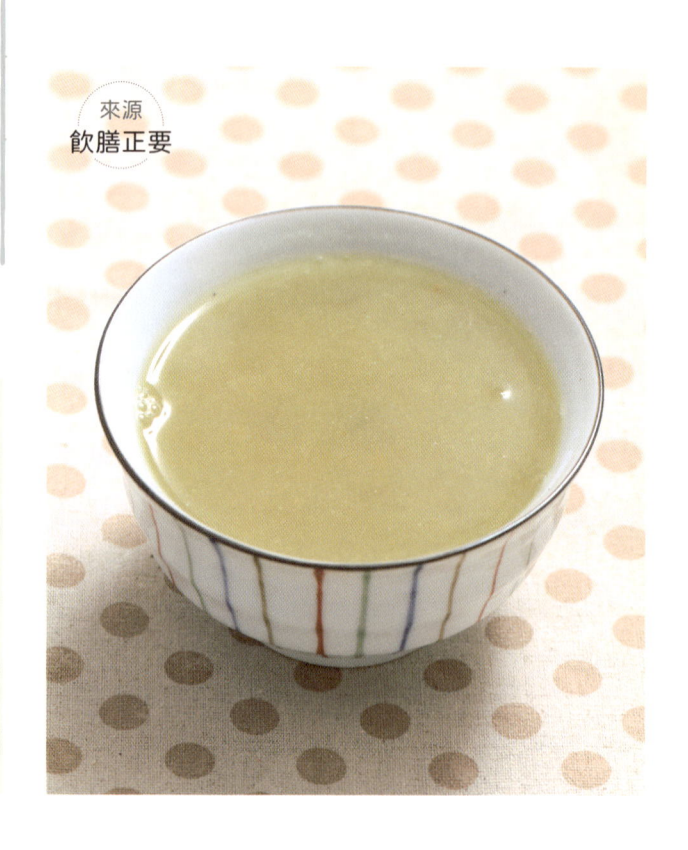

來源 飲膳正要

《飲膳正要》記載:「橘皮醒醒湯:治酒醉不解,嘔噫吞酸。香橙皮(一斤去白)、陳橘皮(一斤去白)、檀香(四兩)、葛花(半斤)、綠豆花(半斤)、人參(二兩去蘆)、白豆蔻仁(二兩)、鹽(六兩炒),以上研磨成細末。每日空心白湯點服。」之後取材料簡化成現在的方子。

同效小偏方

**檸檬蜜汁
緩解酒後不適**

此方可幫助分解體內的酒精,緩解酒後反胃、頭暈的症狀。取檸檬半個,洗淨後切薄片,放入杯中,倒入適量溫開水,加入蜂蜜攪勻即可。每次喝醉後飲 1 杯。

小病自療 家庭常備偏方大全

老中醫 45 年實證智慧，教你輕鬆應對 155 種常見病痛，
藥膳食療、穴位按摩、熱敷保健一本通。

作　　　　者	楊　力
社　　　　長	林宜澐
總　編　　輯	廖志墭
副 總 編 輯	葉菁燕
選 書 執 行	Carol Yeh
封面內頁設計	張芷瑄
行 銷 企 劃	葉奕伶（特約）

出　　　　版｜蔚藍文化出版股份有限公司
　　　　　　　地址：110408 台北市信義區基隆路一段 176 號 5 樓之 1
　　　　　　　電話：02-2243-1897
　　　　　　　臉書：https://www.facebook.com/AZUREPUBLISH/
　　　　　　　讀者服務信箱：azurebks@gmail.com

總　經　　銷｜大和書報圖書股份有限公司
　　　　　　　地址：248020 新北市新莊區五工五路 2 號
　　　　　　　電話：02-8990-2588

法 律 顧 問｜眾律國際法律事務所
　　　　　　　著作權律師：范國華律師
　　　　　　　電話：02-2759-5585
　　　　　　　網站：http://www.zoomlaw.net

印　　　　刷｜世和印製企業有限公司
I　S　B　N｜978-626-7275-55-9
定　　　　價｜460 元
初 版 一 刷｜2025 年 1 月

◎ 版權所有‧翻印必究。本書若有缺頁、破損、裝訂錯誤，請寄回更換。
◎ 本書旨在為廣大讀者提供日常保健參考，期間若有不適狀況，建議您應諮詢專業醫師。

國家圖書館出版品預行編目(CIP)資料

小病自療，家庭常備偏方大全：老中醫45年實證智慧，教你輕鬆應對155種常見病痛,藥膳食療、穴位按摩、熱敷保健一本通。/楊力作. -- 初版. -- 臺北市：蔚藍文化出版股份有限公司, 2025.01
　面；　公分

ISBN 978-626-7275-55-9 (平裝)

1.CST：中醫　2.CST：偏方
3.CST：食療　4.CST：健康法

414.65　　　　　　　　　　11301737

版權聲明

中文繁體版透過成都天鳶文化傳播有限公司代理，由中國輕工業出版社有限公司授予蔚藍文化出版股份有限公司獨家出版發行，非經書面同意，不得以任何形式複製轉載。

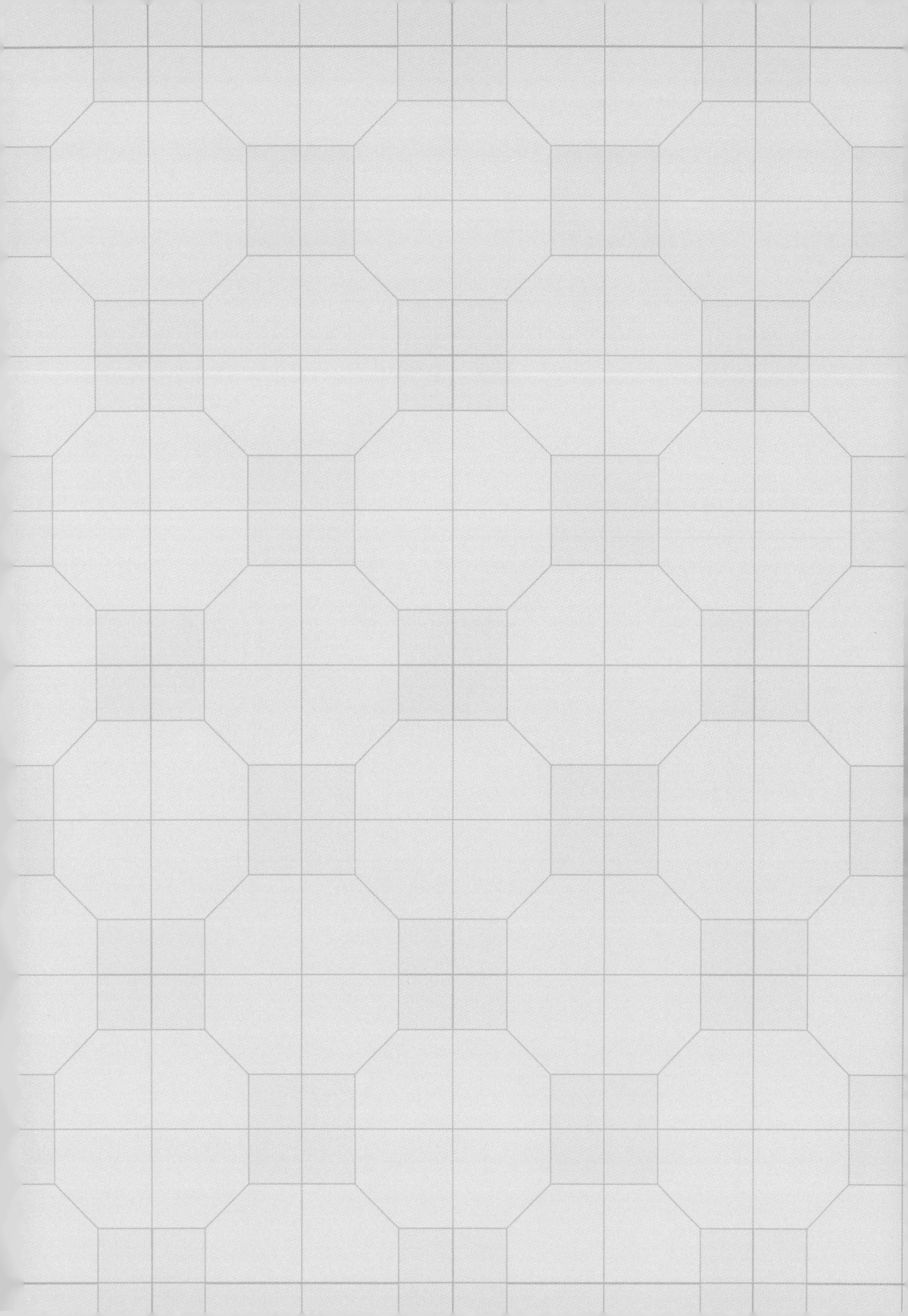